Sylvia Winnewisser

Einfach die Seele frei schreiben

Sylvia Winnewisser

Einfach die Seele frei schreiben

Wie sich therapeutisches Schreiben
auf die Psyche auswirkt

Mit vielen Übungen und Beispielen

humboldt

Bibliografische Information der Deutschen Nationalbibliothek
Die Deutsche Nationalbibliothek verzeichnet diese Publikation in der Deutschen Nationalbibliografie; detaillierte bibliografische Daten sind im Internet über http://dnb.ddb.de abrufbar.

ISBN 978-3-86910-315-0

Dieses Buch gibt es auch als E-Book:
ISBN PDF 978-3-86910-807-0
ISBN EPUB 978-3-86910-940-4

Die Autorin: Sylvia Winnewisser ist Germanistin, Literaturwissenschaftlerin und ausgebildete Heilpraktikerin für Psychotherapie (HPG). In den letzten Jahren ist das Schreiben als therapeutischer Prozess ein wesentlicher Schwerpunkt ihrer Arbeit geworden.

Originalausgabe

Eine Marke der Schlüterschen Verlagsgesellschaft mbH & Co. KG,
Hans-Böckler-Allee 7, 30173 Hannover
www.schluetersche.de
www.humboldt.de

Lektorat: Angelika Lenz, Steinheim an der Murr
Covergestaltung: DSP Zeitgeist GmbH, Ettlingen
Innengestaltung: akuSatz Andrea Kunkel, Stuttgart
Titelfoto: Getty Images/Dylan Ellis
Satz: PER Medien+Marketing GmbH, Braunschweig
Druck: Grafisches Centrum Cuno GmbH & Co. KG, Calbe

Hergestellt in Deutschland.
Gedruckt auf Papier aus nachhaltiger Forstwirtschaft.

Inhalt

Vorwort 10

Was ist therapeutisches Schreiben? 12
Was kann das therapeutische Schreiben bewirken? . . 13
Der zehnfache Nutzen der Schreibtherapie 14

Woher kommt die Schreibtherapie? 18
Die Anfänge liegen in Hellas 19
Urformen des therapeutischen Schreibens 20
Psychiater und Psychologen entdecken die Methode 21
Wie es weiterging 25

Ausflug in die Hirnforschung 27
Wie unser Gehirn aufgebaut ist 27
Das Großhirn 28
Der Hirnstamm 30
Das limbische System 31
Zwei Hirne in einem Kopf 31
Die Entwicklung der beiden Hirnhälften 35
Mit beiden Hirnhälften arbeiten 37

Formen des therapeutischen Schreibens 39
Freie Assoziation: Brainstorming mit tieferem Sinn 39
Automatisches Schreiben: Der Geist hat Urlaub 40
Aktive Imagination: Das Unbewusste weiß die Lösung 41

Psychodrama: Gedichte aus dem Stegreif 42
Selbstanalyse: Warum verhalte ich mich so? 42
Autobiografisches Schreiben:
Warum ich so bin, wie ich bin 44
Meditatives Schreiben: Raum für Neues 46
Natürliches Schreiben: Jeder Mensch kann schreiben 47
Das Clustering-Verfahren: Ideennetze knüpfen 48
Am Anfang steht ein Kernwort 48
Mindmapping: Gedankenkarten erstellen 51
Tagebuchschreiben: Selbstschutz der Seele 52
Das Traumtagebuch 54

Schreibübungen:
Einladung zum Experimentieren 56
Für wen ist therapeutisches Schreiben geeignet? 56
Allein oder in der Gruppe 57
Welche Schreibtechnik soll ich wählen? 58
Eigene Fähigkeiten effektiv nutzen 59
Bitte auswählen: Vorbereitungen fürs Schreiben 60
Worauf, womit, wo und wann? 61
Weitere Tipps zum erfolgreichen Schreiben 62
Erste Übungen zum Warmschreiben 63
Tabelle freundlicher Worte 64
Achtsam werden – zehn Übungen 65
Übung 1 66
Übung 2 66
Übung 3 66

Übung 4 ... 66
Übung 5 ... 67
Übung 6 ... 67
Übung 7 ... 67
Übung 8 ... 68
Übung 9 ... 69
Übung 10 ... 69
Kreative Mal- und Schreibübungen ... 71
Kritzeleien ... 71
Ein Bild von Ihrem Körper ... 73
Ein Bild von Ihrer Hand ... 74
Innere Bilder darstellen ... 75
Arbeiten mit Mandalas ... 77
Malen Sie ein Mandala ... 77
Das Prinzip Freewriting ... 78
Das Prinzip der freien Assoziation ... 80
Tagträume: Eintauchen in eine Welt der Fantasie ... 83
Die Kraft der positiven Affirmation ... 86
Fantasiereisen: Reisen im Geiste ... 88
Kommen Sie mit auf eine Fantasiereise ... 90
Meditatives Schreiben ... 96
Zwiegespräche mit sich und anderen ... 96
Gespräch mit dem Alter Ego ... 97
Gespräch mit anderen ... 102
Briefe schreiben an Lebende und Tote ... 103
Mitgefühl mit sich selbst ... 105
Gefühle beschreiben ... 106

Selbstanalyse Schritt für Schritt ... 107
Schritt 1 ... 108
Schritt 2 ... 108
Schritt 3 ... 109
Das therapeutische Tagebuch ... 110
Abend- und Morgenseiten ... 110
Das Traumtagebuch ... 114
Mit dem Traumtagebuch arbeiten ... 117
Autobiografisch schreiben ... 118
Schreiben als Therapie bei chronischen körperlichen Krankheiten ... 121
Sich schreibend besser fühlen ... 123
Gegen den Stress anschreiben ... 124
Mit dem Gelernten spielen ... 127

Bewusst entspannen ... 129
Progressive Muskelentspannung ... 130
Atemübungen ... 131
Wellenatmung ... 132
Positiv-Negativ ... 133
Neue Energie ... 133
Stille ... 133
4 – 2 – 8 ... 134
Ein schöner Duft ... 134
Wellenklang ... 135

Deuten Sie Ihre Träume 136
Die häufigsten Traumsymbole 136
Menschen 137
Tiere 138
Bäume und Gärten 142
Verkehrsmittel 144
Straßen, Wege und Brücken 145
Wasser 146
Berg 147
Luft 147
Feuer 147
Tod 148
Farben im Traum 148

Anhang 150
Weiterführende Adressen 150
Für Schreibtherapie 150
Für Kreatives Schreiben 150
In Österreich 151
In der Schweiz 151
Weiterführende Literatur 152

Vorwort

Liebe Leserin, lieber Leser,

in diesem Buch geht es ums Schreiben. „Schreiben heißt sich selbst entdecken“, sagt der amerikanische Autor Barry Lane. Damit meint er, dass das Schreiben eine wunderbare Art und Weise ist, die Vergangenheit zu bewahren, die Gegenwart besser zu verstehen und für die Zukunft gut gerüstet zu sein.

Für manche bedeutet die Vergangenheit bewahren, dass sie sie erst wieder für sich hervorholen müssen. Denn einige Erlebnisse von früher – meist solche aus der Kindheit – sind tief im Inneren vergraben und wollen eigentlich gar nicht wieder zum Vorschein kommen. Denn sie haben damals wehgetan und tun es auch heute noch. Sie sind vielleicht die Ursache für eine Störung, einen Kummer, ein Trauma oder eine Phobie, mit der man heute als Erwachsener noch zu tun hat, direkt oder indirekt. Oft tarnen sich die eigentlichen Störungen ja als körperliche Beschwerden, weil sie sonst keine Möglichkeit haben, sich auszudrücken.

Schreiben ist eine wunderbare Art, sich den eigenen Gefühlen und Wünschen zu nähern.

Vielleicht aber will man auch nur sein Leben dokumentieren, das, was einen täglich beschäftigt, festhalten, um es später aus der Distanz besser verstehen zu können. Man

will seine Träume aufschreiben oder das Verhältnis zu Vater und Mutter beschreiben. Man will seinen Lebensweg für die eigenen Kinder zu Papier bringen: eine Art Geschichtsschreibung im Kleinen. Dabei treten oft ungeahnte oder nicht mehr bewusste Begebenheiten ans Tageslicht, über die man sich selbst gar nicht klar war, bis zu dem Zeitpunkt, an dem man sie schriftlich vom Staub des Vergessens befreite.
Was auch immer der Grund sein mag, weshalb Sie sich für das therapeutische Schreiben interessieren: Lassen Sie es auf sich wirken – begeben Sie sich mit ganzem Einsatz hinein! Sie werden vielleicht ganz neue Seiten an sich entdecken, Sie werden selbstbewusster und mit beiden Beinen im Hier und Jetzt stehen, ohne Belastendes aus der Vergangenheit. Sie werden ausgeglichener, zufriedener und authentischer sein. Sie werden liebevoller mit sich und anderen umgehen. Kurz: Sie werden es nicht bereuen.

Ihre
Sylvia Winnewisser

Was ist therapeutisches Schreiben?

Therapeutisches Schreiben ist eine Methode, mit der man sich selbst auf einfühlsame Weise begegnen kann. Damit kann der seelische Zustand eines Menschen einerseits zum Ausdruck gebracht und andererseits verbessert oder geheilt werden. Denn Schreiben ist eines der ältesten Mittel der Selbsterkenntnis und auch Selbsttherapie, selbst wenn es nicht zu den Therapiemethoden im engeren Sinne gehört.

Therapie ist das griechische Wort für „Heilkunst". Es verbindet Kunst und Heilung. Schreibtherapie ist somit die Kunst, durch Schreiben sich und andere zu heilen. Wir kennen das Wort Therapie ebenfalls aus vielen anderen Zusammensetzungen wie Psychotherapie, Kunsttherapie, Tanztherapie oder Hypnosetherapie. In allen diesen Heilkünsten geht es darum, seelische Kränkungen und Verletzungen für den Betroffenen sichtbar zu machen und im günstigsten Fall zu heilen. Das ist selten einfach. Denn das Unterbewusste arbeitet mit vielen Werkzeugen, um die Seele vor Schaden zu schützen. Es baut Blockaden und

Widerstände auf, um eine schwerwiegende seelische Ver letzung nicht ins Bewusstsein dringen zu lassen, weil sie eine Bedrohung für die seelische Gesundheit bedeuten würde. Diese Blockaden gilt es aufzufinden und auf schonende Weise aufzulösen, um den Heilungsprozess anzuregen. Auch oder gerade dafür sind all die genannten Therapien sehr geeignete Mittel.

Das Unterbewusste baut zum Schutz der Seele Blockaden auf. Diese Blockaden gilt es aufzufinden und sanft aufzulösen.

Bisher hat die Schreibtherapie hierbei eher ein Schattendasein geführt. Sie kann jedoch durchaus unterstützend während einer Psychotherapie angewendet werden oder für den Einzelnen sogar als Selbsttherapie infrage kommen, wenn es sich um vergleichsweise kleine Probleme handelt oder auch nur, wenn man sich selbst näherkommen möchte. Egal ob mit Hilfe, allein oder in der Gruppe: Voraussetzung für ein therapeutisches Schreiben ist, dass die oder der Betroffene den Sinn erkennt und wirklich an sich arbeiten will. Schließlich ist sie oder er der Einzige, der sich selbst heilen kann.

Was kann das therapeutische Schreiben bewirken?

Mit der Technik des therapeutischen Schreibens hat man demnach ein gutes Werkzeug an der Hand, um sich das Leben ein bisschen leichter zu gestalten, egal ob man das

Schreiben alleine, mit einem Lehrer oder in einer Gruppe ausführt. Voraussetzung ist aber wie bei fast allem, das man regelmäßig übt: Kein Heilmittel, kein Entspannungsverfahren, keine Yogaübung wirkt nach einem Mal. Ihre volle Wirkung entfalten sie alle erst nach einem bestimmten Zeitraum der regelmäßigen Anwendung. Ebenso verhält es sich mit dem therapeutischen Schreiben. Es schult Wahrnehmung und Erlebnisfähigkeit auf besondere Weise. Richtig eingesetzt, kann es zu Selbsterfahrung führen, das Selbstbewusstsein stärken und uns zu mehr Autonomie im Alltag und Berufsleben verhelfen. Im besten Fall hilft es, ähnlich den anderen ganzheitlichen Therapiemethoden, die körpereigenen Selbstheilungskräfte zu aktivieren. Denn Geist und Seele wirken auf den Körper, und in einem gesunden Körper mit einem gesunden Geist fühlt man sich wohl.

Wer regelmäßig übt, erfährt viel über sich selbst und sein Selbstbewusstsein wird gestärkt.

Der zehnfache Nutzen der Schreibtherapie

Die amerikanische Schreibtherapeutin Kathleen Adams fasst den Nutzen des therapeutischen Schreibens in zehn Thesen zusammen. Gleichzeitig kennzeichnen diese Schritte auch den Weg zum eigenen Selbst, zu mehr Selbstbewusstsein und zur Heilung.

1. Die Technik steht immer und überall zur Verfügung. Das heißt, wenn einen etwas gerade besonders belastet

oder man Gedanken und Ideen zu grundlegenden Problemen hat, kann man diese sofort aufschreiben und in einer Art innerem Dialog diskutieren. Dazu ist erst mal kein Gegenüber notwendig.

2. Beim Aufschreiben kann man eine Katharsis erfahren, also eine Art innere Reinigung von negativen Gefühlen und belastenden Erfahrungen. Nach dieser Befreiung ist der Weg buchstäblich frei für eine Weiterentwicklung.
3. Das Buch oder Blatt Papier, in oder auf das man schreibt, sind absolut verlässliche Utensilien. Für Menschen, die aus welchen Gründen auch immer Schwierigkeiten mit dem Aufbau von Vertrauen haben, ist das Schreiben die erste Möglichkeit, sich „jemandem" anzuvertrauen. Dabei können sie sich zu 100 Prozent auf sich selbst verlassen. Und dies zu jeder Zeit und an jedem Ort. Diese Erfahrung mag dazu führen, dass man neu lernt, auch anderen vertrauensvoll zu begegnen.
4. Durch das Aufschreiben werden Dinge und Ereignisse festgehalten und so überprüfbar gemacht. Das Aufgeschriebene kann jederzeit – auch lange Zeit später – nachgelesen und vielleicht neu interpretiert und in Zusammenhang gebracht werden. Es kann eine Entwicklung oder ein Rückschritt festgestellt werden oder eine Sache oder Begebenheit wird – endlich – klarer.
5. Das Schreiben bietet die Möglichkeit, sich auch den unangenehmen Erfahrungen des Lebens zu stellen. Die dunklen Flecke in der Biografie, die bisher vielleicht

verdrängt wurden und fast vergessen sind, werden beim Schreiben erträglich. Man kann sich öffnen und Dinge loslassen, ohne sich dabei vor anderen bloßzustellen.

6. Beim Schreiben lernen wir uns selbst besser kennen, auch die Seiten an uns, die uns bisher verborgen geblieben sind oder die wir nicht verstehen konnten.
7. Die Tatsache, dass wir durch das Schreiben Zutritt zu bisher unbekannten Gefühlen und Erfahrungen gewinnen, bedeutet gleichzeitig, dass wir über diese Gefühle nun – da sie deutlich formuliert sind – auch mit anderen sprechen können, seien es Verwandte, gute Freunde oder ein Therapeut bzw. eine Therapeutin. Dabei erfahren wir vielleicht, dass andere Menschen ähnliche Probleme wie wir haben – der erste Schritt heraus aus der Isolation und vielleicht sogar zur Heilung ist getan.
8. Wen man besser versteht, den kann man ernst nehmen und ihm vertrauen. Genauso geht es uns mit uns selbst, nachdem wir uns schreibend kennengelernt haben. Wir stehen zu uns und unseren Gefühlen, das gibt Selbstvertrauen und Selbstbewusstsein und das wiederum heißt, dass uns auch andere ernst nehmen.
9. Nicht zuletzt lernen wir beim Schreiben nicht nur uns selbst kennen, sondern auch die Umstände, die uns so haben werden lassen, wie wir sind, und die unsere Handlungsweisen bestimmt haben. Wir lassen unser Leben Revue passieren und verstehen Zusammenhänge besser – weil wir sie aus der Distanz betrachten. Wir sehen klarer,

was uns leitet, was unsere Bedürfnisse sind. Das macht uns zufrieden und authentisch.

10. Selbst wenn wir das Gefühl haben, dass das Schreiben nichts bringt, die Situation sich nicht ändert, stagniert oder sich eher rückwärts entwickelt: Anhand unserer Aufzeichnungen können wir jederzeit sehen, dass es doch vorangeht. Auch kleinste Heilungsschritte können so besser nachvollzogen werden und uns Hoffnung machen.

Und nicht zuletzt bedeutet das Schreiben, dass wir unser Leben selbst in die Hand nehmen, es positiv kontrollieren und damit nicht mehr ohnmächtig alles über uns ergehen lassen. Mit dem Geschriebenen halten wir ein Ergebnis in den Händen, mit dem wir weiterarbeiten können. Bei einigen sind daraus schöne Geschichten oder Gedichte entstanden.

Woher kommt die Schreibtherapie?

Die Grundformen des therapeutischen Schreibens sind schon sehr alt. Sie entstanden mit den Anfängen der Schrift und manifestierten sich zuerst und vor allem unter den Dichtern und Denkern, den Philosophen, die sich mit dem Menschsein an sich befassten. Ab dem 19. Jahrhundert fand das therapeutische Schreiben auch in der Wissenschaft Anhänger und hielt wenig später Einzug in die Tiefenpsychologie.

Seitdem Menschen Schriftzeichen entwickelt haben, um ihre Umgebung, die Natur und ihr Handeln zu beschreiben und sich untereinander besser verständigen zu können, seitdem ist Schrift eine wichtige Form der Darstellung und Schreiben eine wichtige Form der Kommunikation. Eine der ersten Formen einer Schrift war die Bilderschrift im alten Ägypten. Ein Ausdruck bestand aus mehreren Bildzeichen (Hieroglyphen). Eine Satzfolge nahm demnach eine ganze Menge Bildzeichen in Anspruch. Später wurden die arabischen Buchstaben erfunden, sodass aus der Zusammensetzung von verschiedenen Buchstaben Wörter gebildet werden konnten.

Die Anfänge liegen in Hellas

Die ersten Menschen, die sich schreibend therapeutisch betätigten, waren Philosophen. Etwa 500 v. Chr. wurde das Schreiben in Griechenland als Mittel der Darstellung von Menschenschicksalen und eigenen Befindlichkeiten sowie für Überlegungen zum Sinn des Seins eingesetzt. Zwischen Schrift und Heilkunst bestand schon damals eine enge Verbindung. Apoll, der Sohn von Zeus und der Göttin Leto, war gleichzeitig Gott der Künste – insbesondere der Dichtkunst – und der Heilkunst (und außerdem Vater von Äskulap, dessen von einer Schlange umwundener Stab später zum Symbol des ärztlichen Standes wurde). Den Apoll geweihten Tempel in Delphi – Sitz des gleichnamigen Orakels – zierten angeblich die Worte „Erkenne dich selbst und werde, der du bist". Diesen Worten getreu forschten die griechischen Philosophen Sokrates, sein Schüler Plato und andere auf langen Reisen ins Innere nach den Gründen der menschlichen Seele und ihrer Funktion. Die Stoiker entwickelten die Methode der schriftlichen Konzentration und Meditation.

Dichtkunst und Heilkunst waren schon in der griechischen Mythologie eng verbunden.

Bei den römischen Philosophen wurde das Schreiben als therapeutische Form der Selbstkritik benutzt. – Man sieht, bereits lange bevor die Tiefenpsychologie entstand, gab es das therapeutische Schreiben in Form einer Erforschung des eigenen Ichs auf der Suche nach dem Unbewussten.

Urformen des therapeutischen Schreibens

Was bereits griechische Denker erkannt hatten, war die Tatsache, dass Voraussetzung für gute Dichtkunst ist, den Menschen und seine Verhaltensweisen zu kennen. Deshalb unterzogen sich spätere Philosophen einer Selbstanalyse, um diese zum Gegenstand ihres Schreibens zu machen. Allen voran gingen hier die großen Philosophen wie Immanuel Kant, René Descartes und Friedrich Hegel. Sie nutzten das therapeutische Schreiben einerseits, um sich mit den gesellschaftlichen Zuständen auseinanderzusetzen und sich gegen sie aufzulehnen, und andererseits, um die eigene Stellung in dieser Gesellschaft zu thematisieren und ihr Leiden daran mit allen moralischen und narzisstischen Zweifeln über das Schreiben zu lindern. Mit ihnen wurde die Form des literarischen Tagebuchs geboren, das später in der Zeit der Industrialisierung und Entmündigung der Menschen große Bedeutung als Ort des Rückzugs und der Ichfindung erlangte.

Eine weitere Urform des therapeutischen Schreibens rief um 400 n. Chr. der Mönch und Theologe Augustinus ins Leben. Er verfasste mit seinen „Confessiones" (Bekenntnisse) eine Art autobiografischer Tagebücher, in die er seine täglichen Erlebnisse, Sorgen und Nöte schrieb und seine

Sünden therapeutisch verarbeitete. Diese Art der Selbstanalyse griffen auch die Mystiker um Meister Eckhart auf. Das Schreibmodell des Augustinus gilt noch heute als Grundlage der modernen Autobiografie.

Die ersten autobiografischen Texte schrieb ein Mann der Kirche.

Zu Tagebuch und Autobiografie kam als dritte Urform der Schreibtherapie das sogenannte automatische Schreiben hinzu, das vorwiegend mit Menschen in psychiatrischen Einrichtungen, aber auch unter Einfluss von Hypnose oder in mystischen Zirkeln praktiziert wurde. In der Literatur wird die Geschichte von Daniel Paul Schreber erwähnt, der sich zu Beginn des 20. Jahrhunderts während eines Aufenthaltes in der Psychiatrie mithilfe des Schreibens selbst von seinen Wahnvorstellungen heilte. Er schrieb während seiner psychotischen Schübe alles auf, was er „erlebte" und halluzinierte.

Psychiater und Psychologen entdecken die Methode

Durch verschiedene „Fälle", in denen Menschen durch Anwendung von therapeutischen Schreibtechniken von einer psychischen Störung geheilt wurden, bekam die Technik allmählich einen wissenschaftlich fundierten Charakter. Sie fand offiziellen Eingang in die Psychologie und wurde durch Psychiater wie Josef Breuer, Sigmund Freud oder C. G. Jung weiterentwickelt. Besondere Heilungserfolge wurden mit der „kathartischen Methode“ erzielt. Der Begriff der Katharsis (griechisch: Reinigung) taucht bereits bei Aristoteles auf. Er definiert sie als Möglichkeit, ein verdrängtes, krank machendes Erlebnis aus dem Unterbewussten hervorzuholen, indem Situationen geschaffen werden, Gefühle erweckt, die der Ursprungssituation immer näher kommen, sie sozusagen reizen, und so wieder hervorrufen. Durch das Bewusstmachen geschieht eine innere Reinigung und Verarbeitung, die zur Gesundung führt. Bei Aristoteles kam diese Aufgabe der Tragödie zu, in psychologischen Darstellungen des 20. Jahrhunderts wurden die Patienten aufgefordert, nach Vorgabe Geschichten zu erzählen und aufzuschreiben, die sich dem Ereignis immer mehr annäherten. Der behandelnde Psychiater gab ein „Reizwort“ vor, zu dem der Patient seine Empfindungen mitteilte.

Durch Schreiben wurde manch ein Patient in der Psychiatrie von seiner Störung geheilt.

Mit Freud, Jung und Alfred Adler hielt die Schreibtherapie Einzug in die Tiefenpsychologie. Die drei Psychiater arbeiteten mit der Methode der freien Assoziation und mit dem Traumtagebuch als Form der Selbstanalyse. Die freie Assoziation, bei der die Patienten sich eines ihrer Symptome vorstellten und dann assoziierten, wie es entstanden sein könnte, wurde als Grundlage für das Verfassen von literarischen Texten verwendet. Die beim Assoziieren frei werdenden unterbewussten und verdrängten Anteile können in einem Text thematisiert werden und zu weiteren Entschlüsselungen führen. Auch Träume können als Anstoß zum freien Assoziieren dienen. Festgehalten werden sie in einem Traumtagebuch. Zum Beispiel sah Freud einen wichtigen Aspekt der Schreibtherapie darin, nicht erfüllte frühkindliche Wünsche, die zu Störungen und Komplexen geführt haben, zu bearbeiten bzw. in einer Geschichte zu thematisieren. Er selbst hat einige seiner „Fälle" in Erzählform dokumentiert. Jung brachte zusätzlich das Element des automatischen Schreibens und die Technik der aktiven Imagination ins Spiel.

Alfred Adler, ein Mitarbeiter Freuds, von dem er sich aber 1911 trennte, entwickelte aufgrund eigener Schlafstörungen, die ihn nach Bekanntwerden des Untergangs der Titanic befielen, die Methode der „Selbstanalyse durch Aufschreiben und Verstehen der Lebensgeschichte von der Kindheit aus". Der Untergang des Schiffes führte ihn zu seinem eigenen vermeintlichen Untergang und der Auseinandersetzung mit dem Tod, die ihn schon als Kind beschäftigte und Arzt werden ließ; das Scheitern der Überfahrt nach Amerika erinnerte ihn an sein Scheitern in der Zusammenarbeit mit Freud. Nicht nur das Aufschreiben der eigenen Lebensgeschichte, auch das Lesen fremder Biografien führen nach Adler dazu, eigene Konflikte und Krisen besser zu erken-

Der Untergang der Titanic führte Alfred Adler zu einer neuen Methode: dem autobiografischen Schreiben.

nen und zu verstehen. Dazu entwickelte Adler einen Fragenkatalog, an dem man sich beim Schreiben orientiert (siehe „Autobiografisches Schreiben" im Kapitel „Formen des therapeutischen Schreibens").

In Russland befasste sich zu Beginn des 19. Jahrhunderts der Arzt und Psychologe Vladimir Iljine bereits mit dem heilenden Aspekt von Sprache und Schreiben. Er schrieb für seine Patienten Theaterstücke, die ihr Leben oder Teile davon zur Grundlage hatten. Dann forderte er sie auf, die Geschichte mit eigenen Worten fortzuführen. So hatten diese Patienten die Möglichkeit, ihre (unterdrückten) Gefühle zum Ausdruck zu bringen und sich so unter Umständen selbst zu heilen. In den Dreißigerjahren des 20. Jahrhunderts rief der Psychiater Jakob L. Moreno das Psychodrama ins Leben und schuf damit eine Therapieform, die noch heute in vielen Einrichtungen für psychisch Kranke angeboten wird.

Die Selbstanalyse in Form von Tagebuchschreiben als heilendes Mittel für leichte Neurosen – für die sich im Übrigen auch nie ein Facharzt interessiert, die den jeweiligen Menschen jedoch sehr lästig sein können – beschäftigte in der Folge noch viele weitere Psychologen und Autoren. Schriftsteller wie Rainer Maria Rilke und Franz Kafka gaben zu, dass ihre Gedichte und Romane nichts anderes seien als Selbstanalyse und sie vor einer Psychotherapie bewahrten. Auch

Kafka und Rilke ersparten sich durch Schreiben die Psychotherapie.

die auf sprachlicher Ebene experimentierfreudigen Dadaisten kann man zu den Wegbereitern der heutigen Schreibtherapie zählen. Denn auch hier wurde frei mit Worten assoziiert und jedem die Deutung nach seiner Art und Denkweise überlassen. Die Surrealisten übernahmen vor allem die Jungsche Methode des automatischen Schreibens.

Wie es weiterging

Weitere Namen, die nach dem Zweiten Weltkrieg im Zusammenhang mit der Schreibtherapie in Europa Bedeutung haben, sind E. Pickworth Farrow, der mit dem freien assoziativen Schreiben in Zusammenhang gebracht wird, Klaus Thomas (biografisches Schreiben) und Hilarion Petzold, der das meditative Schreiben ins Leben rief. Anders als in den USA wurde in Europa das therapeutische Schreiben nur in Zusammenhang mit den tiefenpsychologischen Erkenntnissen von Freud, Jung und anderen gesehen. Erst in jüngster Zeit gibt es das sogenannte kreative Schreiben oder die Poesietherapie als Kursangebote an Universitäten und Volkshochschulen.

Kreatives Schreiben und Poesietherapie erobern Universitäten und Volkshochschulen.

Wichtige Einrichtung zur Aus- und Fortbildung im therapeutischen Schreiben ist das Fritz-Perls-Institut in Düsseldorf. Dort ist in einem dreijährigen Kurs die Weiterbildung zum Poesie- und Bibliotherapeuten möglich – eine Disziplin, die Lesen und Schreiben verbindet und als Therapie einsetzt. Zielgruppen für die hierzu Ausgebildeten sind vor allem alte Menschen und Sterbende. Fritz Perls selbst entwickelte zuallererst die sogenannte Gestalttherapie, bei der es darum geht, die gegenwärtige Situation gestalterisch zu verarbeiten und so zu einer Neuorientierung zu kommen. Dieses Konzept ist vor allem für Menschen vorteilhaft, die in einem neurotischen Gegenwarts- und Zukunftsbild gefangen sind.

In Deutschland hat sich der Soziologe und Autor Lutz von Werder um die Verbreitung und Weiterentwicklung der Schreibtherapie verdient gemacht. In den USA hat das therapeutische Schreiben bzw. die Poesietherapie schon längst einen wissenschaftlich anerkannten Stellenwert und ist neben Kreativtherapien wie Musik-, Mal- und Tanztherapie als eigenständige Therapieform anerkannt. Eine bekannte Schreibtherapeutin ist Gabriele L. Rico, die die Technik des natürlichen Schreibens entwickelte (siehe Kapitel „Formen des therapeutischen Schreibens“).

Egal ob Tagebuch oder Autobiografie, Lebensgeschichte oder Traumtagebuch – alle hatten und haben den Zweck, dass man belastende Dinge aufschreibt, um sich davon zu befreien und so sein Inneres zu „reinigen“ und Raum für neue Erfahrungen zu schaffen. Aus geschriebener Distanz betrachtet sehen die Dinge anders aus und lassen sich besser verstehen und verarbeiten.

Ausflug in die Hirnforschung

Zum Schreiben brauchen wir unser Gehirn, und nicht nur dazu. Es steuert alle unsere Verhaltensweisen, Handlungen, Gedanken und Gefühle sowie sämtliche Bewegungsabläufe. Ohne könnten wir nicht leben. Um zu verstehen, wie dieses Wunderwerk funktioniert, lohnt – bildlich gesprochen – ein Blick unter die Schädeldecke.

Wie unser Gehirn aufgebaut ist

Zunächst die nackten Fakten: Das Gehirn hat ein Volumen von etwa 1200 bis 1600 cm^3 und wiegt etwa 1,4 bis 1,6 kg. Es besteht aus verschiedenen Teilen, wovon jedes eine spezielle Aufgabe zu erfüllen hat: Großhirn, Hirnstamm und das verlängerte Rückenmark, das in die Wirbelsäule führt. Milliarden von miteinander vernetzten Nervenzellen leiten Impulse an die unterschiedlichen Körperteile weiter.

Das Wunderwerk Gehirn bringt gerade mal anderthalb Kilo auf die Waage.

Das Großhirn

Das Großhirn macht, wie der Name schon andeutet, den Großteil – etwa 85 Prozent – der gesamten Hirnmasse aus und ist der am höchsten entwickelte Teil des Menschen. Es steuert alle bewussten Gedanken und Handlungen, auch die Sprache. Die äußere, etwa 2 mm dicke Schicht des Großhirns wird als Großhirnrinde oder graue Substanz bezeichnet. In ihr liegen die Nervenzellen. Die graue Substanz umhüllt die weiße Substanz, die den Hauptteil des Großhirns ausmacht. In ihr verlaufen die Nervenfasern. Sie sind mit dem sogenannten Myelin umgeben, einer leitfähigen Isolationsschicht, die Nervenimpulse schnell weiterleitet und dafür sorgt, dass gelernte Muster und Verhaltensweisen geschützt, also dauerhaft gespeichert werden. Dies geschieht im Laufe der ersten Lebensjahre, in denen ein Mensch lernt und sich sein Gehirn entwickelt.

Die meisten wissen, dass das Großhirn aus zwei Hälften besteht, einer linken und einer rechten. Man nennt sie Hemisphären. Weniger bekannt ist wohl, dass die beiden Hälften durch einen Balken (Corpus callosum) miteinander verbunden sind. Über diese Brücke kommunizieren die beiden Hälften mittels einer Vielzahl von Nervensträngen miteinander und tauschen Informationen aus. Andererseits kann der Balken aber auch den Informationsfluss einschränken, wenn die Gefahr besteht, dass die beiden Hälften sich gegenseitig in ihrer Arbeit behindern. Aber eigentlich hat jede Hirnhälfte ihre eigene Art zu denken.

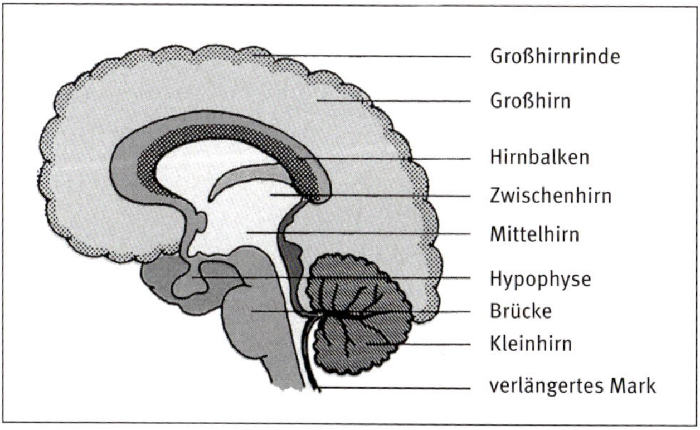

Großhirnrinde mit schematischer Darstellung der verschiedenen Funktionszentren

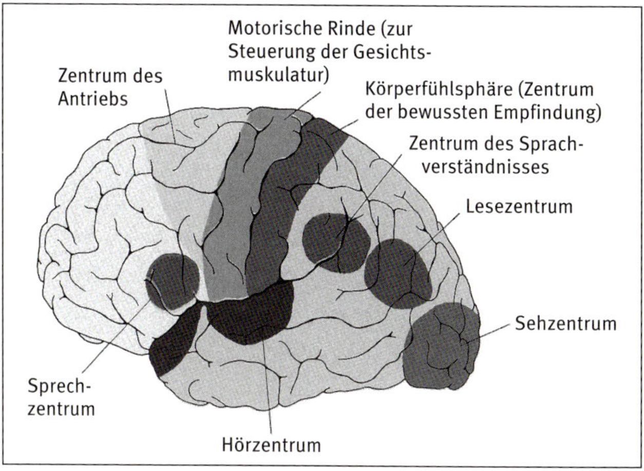

Längsschnitt des menschlichen Gehirns

Vereinfacht ausgedrückt: Die linke Hirnhälfte ist für das logische, sprachliche und rationale Denken zuständig. Die rechte bestimmt das räumliche Vorstellungsvermögen, das Denken in Bildern und das Verständnis für Musik.

Der Hirnstamm

Der Hirnstamm bzw. das Stammhirn ist der älteste Teil unseres Gehirns. Dieser Teil des Hirns steuert die meisten unbewussten Vorgänge des Körpers und kommt zum Einsatz, wenn es ums nackte Überleben geht. Wenn Gefahr droht, beschleunigt sich der Herzschlag, die Muskeln spannen sich an, der Körper macht sich zur Flucht oder zum Angriff bereit. Aber auch für die Arterhaltung, die Sorge um den Nachwuchs, die „Jagd" nach Essbarem ist der Hirnstamm zuständig.
Der Hirnstamm besteht aus Zwischenhirn, Mittelhirn und Kleinhirn. Im Zwischenhirn befindet sich unter anderem der Thalamus, der Sitz des vegetativen Nervensystems, in dem alle eingehenden Sinneseindrücke koordiniert werden. Das Kleinhirn entspricht in seiner Größe etwa der eines Tennisballes. Hier werden Bewegungen koordiniert und dafür gesorgt, dass man das Gleichgewicht behält. Auch jede Art von Muskelbetätigung und -anspannung steuert das Kleinhirn.

Das limbische System

Zwischen Großhirn und Hirnstamm liegt das limbische System, das unterschiedliche Strukturen umfasst. Wissenschaftler gehen davon aus, dass hier all die Funktionen, Handlungs- und Verhaltensweisen gespeichert sind, die sich im Laufe der Evolution für das Fortbestehen unserer Art als positiv erwiesen haben. Dazu gehören unter anderem der Hippocampus und die Amygdala (der Mandelkern). Der Hippocampus ist beteiligt, wenn wir lernen und versuchen, das Gelernte auch im Gedächtnis zu behalten. Die Amygdala steuert vor allem negative Gefühle wie Angst, Hass oder Eifersucht, bewertet Informationen, die sie aus allen Sinnesorganen erhält, und hilft Situationen einzuschätzen, wiederzuerkennen und auf mögliche Gefahren hin zu überprüfen.

Zwei Hirne in einem Kopf

Dass jede Hirnhälfte unabhängig von der anderen arbeitet, stellte sich heraus bei Menschen, denen der Balken durchtrennt wurde (weil sie zum Beispiel an Epilepsie litten). Obwohl somit keine Kommunikation zwischen den beiden Hälften mehr stattfinden konnte, dachten und handelten diese Menschen dennoch völlig normal. Es ist also nicht so, wie die Ärzte in früheren Zeiten annahmen, dass die linke Hälfte die Haupt-

Früher hielten die Ärzte die rechte Hälfte für eine Art Gehirn zweiter Klasse.

arbeit leistet und die „klügere“ ist, die rechte dagegen nur eine Art Gehirn zweiter Klasse. Im Gegenteil!

Bereits im 19. Jahrhundert stellte man fest: Wenn die linke Hirnhälfte ausfällt oder geschädigt ist, können Menschen nicht mehr zusammenhängend sprechen und Gesprochenes nicht logisch verstehen (der Mediziner nennt das Aphasie). Dagegen leiden Menschen, bei denen die rechte Hirnhälfte ausfällt, darunter, dass sie Gesichter und Gegenstände nicht mehr erkennen können (Agnosie). Auch Gefühle sind ihnen fremd, sie können sie weder ausdrücken noch erkennen.

Ein menschliches Gehirn sieht aus wie eine Art Walnusskern, der mit vielen Windungen ausgestattet und in der Mitte längs in zwei Hälften geteilt ist. Genau genommen haben wir zwei Hirne, die sich unterschiedlich spezialisiert haben. Wissenschaftler sprechen auch von einer Hemisphärenspezialisierung. Ein und dieselbe Information wird von jeder Hälfte anders bearbeitet und gespeichert.

Neben dem großen Unterschied, dass die linke Hälfte die logische Instanz ist und die rechte die emotionale, besteht ein weiterer großer Unterschied darin, dass Informationen links nacheinander verarbeitet werden, während sie rechts gleichzeitig aufgenommen werden. Während links Zusammenhänge analysiert und logisch erklärt bzw. bewertet werden, waltet rechts der Teil, der sinnlich und intuitiv vorgeht.

Rechts herrscht das kreative Chaos, links wird das Chaos geordnet.

Rechts herrscht sozusagen das kreative Chaos, hier wird rein assoziativ erfasst und gearbeitet. Links dagegen wird das Chaos geordnet und in eine Form gebracht, die wiedergegeben werden kann.
Eine weitere Besonderheit ist, dass die Umwelt in den beiden Hemisphären spiegelverkehrt dargestellt wird, äußere Reize ebenfalls gegengleich aufgenommen werden. Die Berührung eines Gegenstandes mit der rechten Hand wird von der linken Hirnhälfte registriert. Hebt man das linke Bein, geschieht dies aufgrund der Stimulierung von Nervenzellen in der rechten Hirnhälfte. Welches die unterschiedlichen Aufgaben der beiden Hirnhälften sind, sehen Sie in der folgenden Tabelle.

Die Funktionen der beiden Gehirnhälften

Die linke Hälfte ...	Die rechte Hälfte ...
denkt begrifflich, logisch und linear	denkt in Bildern
ist der Sitz der Sprache	ist der Sitz der Gefühle und Emotionen
sieht Ursache und Wirkung	sieht Entsprechungen und Ähnlichkeiten
verarbeitet Informationen nacheinander und in einer Reihenfolge (A, B, C)	verarbeitet Informationen gleichzeitig und als Bild
sieht Einzelheiten (z.B. Pickel auf der Nase)	sieht geschlossene Einheiten (z. B. das ganze Gesicht)

Die linke Hälfte …	Die rechte Hälfte …
gliedert alles in einzelne Teile	verbindet die Einzelheiten zu einer Ganzheit
speichert Informationen, die „beweisbar" sind (z. B. mathematische Vorgänge)	speichert qualitative, emotionale Aspekte, auch gefühlsbetonte und sprachliche Bilder
arbeitet streng nach einmal gelernten Regeln und vorgegebenen Strukturen, die es nie ändert	ist „stumm", kann aber sprachliche Informationen verstehen und verarbeiten, doch nur sehr unzureichend; arbeitet mit Sprache als Einheit: speichert Liedtexte, Gedichte und Ähnliches, kann diese aber nicht in ihre kleinsten Teile zerlegen
erschafft Sprachregeln wie Satzbau, Rechtschreibung, Semantik (Bedeutung), Zeichensetzung und macht Sprache zu einem verlässlichen Mittel, mit dem wir uns verständlich machen können	baut auf den Regeln der linken Hälfte auf, um eigene sprachliche Bilder und Metaphern zu erschaffen
zergliedert und analysiert Strukturen und sucht nach Unterschieden; zerteilt Wörter in einzelne Buchstaben, erkennt Fehler	verbindet Ähnliches zu komplexen Zusammenhängen
erinnert Bewegungsfolgen	erinnert Bilder
speichert Wörter und ihre Bedeutungen als Zeichen (ein Apfel gehört zum Steinobst, hat eine feste Schale usw.)	speichert Klänge, Gerüche, Geschmack (ein Apfel schmeckt süß oder sauer, saftig oder trocken)
sucht und organisiert Wissen	ist neugierig und entdeckt
wägt Handlungen ab	reagiert spontan

Die Entwicklung der beiden Hirnhälften

Am Anfang ihrer Entwicklung, also kurz nach der Geburt, sind die beiden Hirnhälften noch nicht durch den Balken miteinander verbunden. Die Myelinschicht, die die Nervenfasern umgibt und den Austausch zwischen den beiden Hälften ermöglicht, ist erst nach etwa elf Jahren fertig ausgebildet. So lange kann jede der beiden Hirnhälften ungestört von der anderen ihre speziellen Fähigkeiten entwickeln – vorausgesetzt, sie werden auch gefördert.

Forscher vermuten, dass anfangs die rechte Hälfte dominiert. Denn Kinder fantasieren gerne, erfinden Geschichten, in denen es nicht auf logische Zusammenhänge ankommt, erschaffen sich imaginäre Spielkameraden und machen ungewöhnliche Dinge, ohne über deren Sinn oder Unsinn nachzudenken oder darüber, ob sie nun wirklich oder unwirklich sind. Kinder erfinden auch neue Wörter oder sprechen in einer ganz eigenen, bildhaften Sprache. Kinder lieben Musik, Malerei, Märchen – alles Bereiche, die zum Repertoire der rechten Hirnhälfte zählen.

Später dann – nach etwa zehn bis zwölf Lebensjahren – übernimmt die linke Gehirnhälfte die Regie. Denn jetzt geht es darum, Wissen anzusammeln, über die Sprache vermehrt Informationen aufzunehmen und zu speichern. Neue Wörter müssen gelernt werden. Die herkömmlichen Schulsysteme unterstützen diesen Prozess und damit die Arbeit der linken Hirnhälfte. Wer Regeln lernt, Grammatik und Vokabeln paukt, mathematische Aufgaben löst, bekommt gute Noten. Die kreativen Fächer werden weniger hoch bewertet. Alle Schulfächer sind streng voneinander getrennt, der Lehrstoff damit gegliedert und strukturiert. Das alles ist gut und richtig. Denn nur so können wir Sprachen lernen und die Welt verstehen. Nur so wird die Grundlage geschaffen, damit sich Menschen untereinander nach bestimmten Regeln verhalten und verständigen können.

Die Kehrseite der Medaille: Durch dieses Prinzip wird die rechte – schöpferische – Seite des Gehirns vernachlässigt. Ist die Gehirnentwicklung abgeschlossen, also zwischen dem 20. und 24. Lebensjahr, ist bei den meisten klar: Links dominiert. Wurde ihr schöpferischer Teil nicht außerhalb der Schule entsprechend gefördert, besteht wenig Hoffnung auf ein ausgewogenes und kooperatives Verhältnis zwischen den beiden Hirnhälften. Bei vielen Menschen führt das dazu, dass sie irgendwann glauben, sie könnten nicht kreativ sein, sie könnten nicht schreiben, malen, tanzen, musizieren usw. Sie „schämen“ sich, Gefühle zu zeigen. Diese Menschen haben verständlicherweise Hemmungen, überhaupt etwas zu schreiben. Und sie sind oft überrascht, wie gut es dann doch geht, wenn sie sich hinsetzen und einfach drauflosschreiben oder zum Beispiel nach der Clustering-Methode vorgehen (siehe Kapitel „Formen des therapeutischen Schreibens“).

Am Ende der Entwicklung dominiert bei den meisten Menschen die linke Hälfte.

Mit beiden Hirnhälften arbeiten

Was bedeutet es nun für den Alltag, dass wir zwei Gehirnhälften haben, die unterschiedlich arbeiten? Was bedeutet es für das Schreiben – das Thema dieses Buches?

Mit der linken Hälfte meistern wir unseren Alltag. Denn all das, was wir tagtäglich tun – aufstehen, duschen, Kaffee kochen, Zeitung lesen, zur Arbeit gehen –, ist in der linken Hälfte gespeichert, und der Ablauf wird jeweils zuverlässig abgerufen. Wäre dies nicht so, müssten wir es jeden Tag aufs Neue lernen. Das betrifft sämtliche Verhaltensregeln, wie „Guten Morgen" zu sagen, Regeln der Sprach- und Satzbildung, die Vorgänge beim Autofahren: Ohne unser linkes Hirn wären wir völlig unstrukturiert und ohne Erfahrung.

Doch auch die rechte Hirnhälfte brauchen wir. Mit ihr erklären wir uns bestimmte Vorgänge, erkennen Menschen wieder, durch sie können wir neue Denkmuster bilden, Zusammenhänge herstellen, uns anderen gegenüber erklären und verständlich ausdrücken. Dass ich Ihnen hier die Arbeitsweise des Gehirns anhand von Beispielen darstellen kann, verdanke ich meiner rechten Hirnhälfte. Sich weiterentwickeln, forschen, das Unbekannte untersuchen, kreativ sein, Neues ausprobieren – diese Verhaltensweisen steuert das rechte Gehirn ebenfalls. Und auch den Vorgang des therapeutischen Schreibens.

Würde allein das linke Gehirn über das Schreiben bestimmen, gäbe es keine Poesie, keine sinnlichen Gedichte, keine gefühlvollen Romane. Die Texte wären in der Bedeutung ihrer Wörter zwar korrekt, die Satzbildung grammatikalisch richtig. Die Texte wären jedoch trocken, langweilig und statisch, ohne Leben. Ein Text, der aus Bildern besteht und mit Metaphern arbeitet, dynamisch ist, entsteht aufgrund der Funktionen und der Mitarbeit der rechten Hirnhälfte.

In unserem Kopf sitzt ein eingespieltes Team, mit dem wir Großes leisten können.

Wenn es darum geht, eine neue Aufgabe zu bewältigen, beschäftigt sich zunächst das rechte Hirn damit. Hat es eine Lösung gefunden, wird die Sache nach links übergeben. Demnach sitzt ein eingespieltes Team in unserem Kopf, mit dem wir Großes leisten können.

Das heißt, wenn wir mit der Schreibtherapie arbeiten, wenn wir kreativ sein wollen, sind wir auf beide Hemisphären angewiesen. Wir brauchen Wörter, Sätze, Regeln, um uns verständlich auszudrücken. Aber wir müssen auch Bilder im Kopf entstehen lassen können, die wir beschreiben. Wir müssen Ideen entwickeln, schöpferisch sein können. Brainstorming, Fantasiereisen, Assoziationsketten, Clustering sind typische Aufgaben, die das rechte Hirn erledigt. Das Systematisieren geschieht dann mit links. Sie ahnen jetzt, dass ein Schriftsteller seine beiden Gehirnhälften optimal und in der richtigen Reihenfolge zum Einsatz bringt.

Beim Schreiben sind wir auf beide Hemisphären angewiesen.

Formen des therapeutischen Schreibens

Es gibt verschiedene Formen des therapeutischen Schreibens. Möchte man zum Beispiel Kindheitserlebnisse aufarbeiten, geht man in drei Stufen vor: sich erinnern, das Erinnerte in Bezug setzen und die gewonnene Erkenntnis bewusst anwenden. Manche Schreibtherapeuten sprechen von diesen drei Schritten als Assoziation, Imagination und Meditation.

Freie Assoziation: Brainstorming mit tieferem Sinn

Die Methode des freien Assoziierens wurde von Sigmund Freud entwickelt und zu einem bis heute wichtigen Bestandteil des therapeutischen Schreibens gemacht. Vielleicht kann man es als eine Art von Brainstorming, aber mit tieferem Inhalt, bezeichnen.

Ausgehend von bestimmten Reiz- oder Schlüsselwörtern assoziiert man, was einem spontan dazu einfällt. Nachdem dies niedergeschrieben ist, kann man sich mit jedem einzelnen der Wörter beschäftigen und mehr dazu assoziieren, bis man allmählich zum Kernpunkt kommt. Nimmt man zum

Beispiel das Wort Hund als Reizwort und assoziiert dazu die aufsteigenden Gedanken und Gefühle, kommt man am Ende etwa zu einer Begebenheit, die dem Betreffenden als dreijähriges Kind widerfahren ist, als es von einem großen Hund angefallen wurde. Seitdem hat er eine erhöhte Angst vor Hunden, die nun aufgelöst werden kann.

So wie bei diesem zugegebenermaßen einfachen Beispiel kann man auch schwierigere „Fälle“ in Angriff nehmen. Verbunden werden kann das freie Assoziieren mit der Selbstanalyse und vor allem einem Traumtagebuch.

Eine Weiterführung dieser Methode ist das von Gabriele L. Rico entwickelte Clustering-Verfahren (siehe weiter unten in diesem Kapitel).

Automatisches Schreiben: Der Geist hat Urlaub

Beim automatischen Schreiben werden Menschen zum Schreiben animiert, ihr Geist jedoch zur gleichen Zeit davon abgelenkt. Auf diese Art werden Dinge niedergeschrieben, von denen der Schreibende bewusst nichts weiß. So lässt sich ein erster Zugang zu unbewussten Inhalten erschließen, mit denen dann therapeutisch weitergearbeitet werden kann.

Eine andere Form des automatischen Schreibens entwickelte C. G. Jung: Die Patienten erhalten wie beim freien Assoziieren sogenannte Reizwörter, zu denen sie ihre spontanen Assoziationen mitteilen und weitere Assoziationsketten bilden. Den Text, der sich auf diese Art und Weise ergibt, nannte Jung das „automatische Schreiben der unbewussten Persönlichkeit“. Damit gelangte er allmählich zu der Erkenntnis, dass auch in den Worten eines an Wahnvorstellungen Leidenden ein Sinn steckt.

Aktive Imagination: Das Unbewusste weiß die Lösung

Bei der aktiven Imagination geht es darum, sich das Problem vorzustellen, das einen gerade beschäftigt. Konzentriert man sich darauf, verändert sich das erscheinende Bild mit der Zeit, sowohl in Ort und Zeit wie in den handelnden Personen. Der Betreffende kann nun aktiv in die Imagination eingreifen, indem er sich in die Situation hineinbegibt und mit den erscheinenden Personen kommuniziert. Sämtliche Bilder, die der Betreffende imaginiert, werden aufgeschrieben, genauso wie alle dabei auftauchenden Empfindungen und Gefühle. So kann der Betreffende durch sein Mitwirken und das Aufschreiben den Weg zu seinen Konflikten selbst finden, indem er auf kreative Weise die Anteile seines Unbewussten aktiviert, die ihm zur Lösung verhelfen können.

Die sich bei solchen Imaginationen zeigenden „Personen“ und ihre Funktion waren Grundlage für Jungs Archetypenlehre. Als solche Geschichten mit personifizierten inneren Anteilen sah er übrigens auch Märchen und Mythen an. Die Technik der sogenannten „mythologischen Imagination“ spiegelt sich in den Werken expressionistischer Schriftsteller wieder.

Psychodrama: Gedichte aus dem Stegreif

Beim Psychodrama geht es darum, aus dem Stehgreif und ohne lange nachzudenken, Gedichte zu erfinden. Die Zeilen sollen so wiedergegeben werden, wie sie dem Betreffenden in den Sinn kommen, ob sinnvoll oder unsinnig, ist egal. Der Erfinder des Psychodramas, Jakob Moreno, nannte diese Form „Nonsense-Poetry“. Sie unterstützt auf eindrucksvolle Art die Arbeitsweise der rechten Hirnhälfte und stellt damit sicher, dass Gefühle und Befindlichkeiten, die direkt aus dem Unbewussten kommen, ohne die „Korrektur“ durch den Verstand zum Ausdruck gebracht werden.

Selbstanalyse: Warum verhalte ich mich so?

Die Eigenanalyse kann jeder ohne großes psychologisches Wissen durchführen. Und ihre Vorteile sind unübersehbar. Nehmen wir zum Beispiel Probleme wie aggressives Verhalten in bestimmten Situationen oder bestimmten Personen gegenüber oder immer wieder auftretende Kopfschmerzen zu bestimmten Zeiten. Durch Assoziieren und,

so weit möglich, immer tiefer gehende Selbstanalyse kann man herausbekommen, was die Ursachen und Gründe für dieses Verhalten sind, wann und in Beziehung zu welcher Person sie entstanden sind – und sie dann gezielt ändern.
Benutzt wird dabei die Methode des freien Assoziierens. Man schreibt alles auf, was einem spontan in den Sinn kommt. Später erst beginnt das Interpretieren des Assoziierten. Das Aufschreiben hat den Vorteil, dass man stets nachlesen, Änderungen festhalten, Rückschläge erkennen und dokumentieren kann, wie man das störende Verhalten oder die Konflikte aufgelöst hat. Dazu gehört zum einen, dass man ein Traumtagebuch führt, denn im Traum offenbart sich das Unterbewusste. Zum andern gehört auch die Selbstbeobachtung dazu. Wie verhalte ich mich in bestimmten Situationen und warum? Fast alle Psychiater, Psychologen und Schreibtherapeuten entwickelten ihre Theorien und Schreibtechniken durch eigenes Erfahren, durch konsequente Selbstanalyse. Sie halfen damit nicht nur sich selbst in Krisensituationen, sondern später auch den von ihnen behandelten Patienten.
Immer mal wieder stellen sich dem Einzelnen bei der eigenen Analyse Widerstände in den Weg, die das Lösen der Konflikte erschweren und unter Umständen sogar zum Scheitern der Analyse führen. Sie erkennen die auftretenden Widerstände daran, dass sich Zweifel und Hoffnungslosigkeit einstellen, dass Sie Ausreden erfin-

Widerstände sind alte Bekannte der Selbstanalyse.

den, warum Sie der Sache nicht auf die Spur kommen. Sie träumen plötzlich nicht mehr. Auch beim Deuten des eigenen Verhaltens kommen Sie zu falschen Schlüssen.

In solchen Fällen gilt es, sich dem Widerstand zu widmen: Welche Funktion hat er? Will er jemanden schützen, die eigene Person, eine andere Person? Was ist zu tun, um ihn aus dem Weg zu räumen? Auch hier hilft die freie Assoziation. Wichtig ist der Zeitpunkt, an dem der Widerstand auftritt. Was haben Sie vorher aufgeschrieben? Möglicherweise befinden Sie sich auf dem Weg zu einer Erkenntnis, zu der Sie noch nicht bereit sind. Hier hat der Widerstand eine sinnvolle Funktion. Sie sehen: Selbstanalyse braucht Zeit – manchmal sehr viel Zeit. Und unter Umständen kommt man auch an einen Punkt, wo professionelle Hilfe notwendig wird. Scheuen Sie sich dann nicht, den Rat eines Psychologen oder Psychotherapeuten zu suchen.

Autobiografisches Schreiben: Warum ich so bin, wie ich bin

Unter biografischem Schreiben versteht man das Schreiben einer Biografie, also einer Lebensgeschichte, meist der eigenen. Hierbei kann man sich gezielt mit seinem Leben, von der Kindheit bis ins Erwachsenenalter, auseinandersetzen und sich ganz nach Belieben schwierigen Themen nähern. Beim Schreiben kann man sich auf gewisse Art von den Dingen distanzieren und sie so verarbeiten. Diese Art des Schreibens beginnt mit den „Confessiones“ von Augustinus und endet bei den heutigen Autobiografien berühmter Personen.

Sie ist darüber hinaus eng verbunden mit der von Alfred Adler entwickelten „Selbstanalyse durch Aufschreiben und Verstehen der Lebensgeschichte von der Kindheit aus“. Dazu entwickelte Adler einen Fragenkatalog, an dem man sich beim Schreiben orientiert. Das Aufschreiben beginnt mit den frühesten Erinnerungen an die Kindheit. Die Fragen betreffen Familie, Geschwister, Schule, Sozialverhalten, Spielverhalten, Berufswünsche, Beschreibung bestimmter Situationen, Gefühle, Ängste, die das Kind damals empfand, Träume, die es hatte. Auch der spätere Erwachsene bekommt Fragen vorgelegt, nach denen er seine Geschichte aufschreibt. Sie beziehen sich auf Berufswahl, Partnerschaft, soziale Stellung, Träume, Wünsche, heutige Ängste, Selbstbeschreibung. Die Auswertung der Antworten in der Lebensgeschichte geben dem Therapeuten ein Gesamtbild des Menschen und seiner Komplexe und führen ihn zu dessen Lebensstil, den der Betreffende sich aufgrund seiner Erfahrungen in der Kindheit zugelegt hat. Im Lebensstil zeigt sich meist die Kompensation der kindlichen Komplexe. Nachdem man diese bearbeitet hat, kann sich der Betreffende einen neuen, angepassten Lebensstil erarbei-

Wer seine Lebensgeschichte versteht, kann sein Leben ändern.

ten. Auch hier fungiert das Schreiben als therapeutisches Mittel der Selbstfindung und Analyse.

Wer die Beschäftigung mit dem therapeutischen Schreiben zum Beruf machen möchte, für den gibt es den Studiengang Biografisches und Kreatives Schreiben an der ASH Berlin mit Master-Abschluss (Adresse siehe Anhang).

Meditatives Schreiben: Raum für Neues

Das meditative Schreiben wurde von Hilarion Petzold entwickelt, der von Vladimir Iljine und Jakob Moreno ausgebildet wurde und zu den Gründern des Fritz-Perls-Instituts in Hückeswagen bei Düsseldorf gehört. Diese Technik nennt er selbst die höhere Stufe der Schreibtherapie. Vor dem Schreiben versetzt man sich in einen meditativen Zustand. In diesem Zustand führen drei Schritte – so Petzold – letztendlich zum Ziel: Besinnung, Betrachtung und Versenkung. Während der Meditation achtet man auf die Bilder und Gedanken, die tief aus dem eigenen Unbewussten kommen und Teile des kollektiven Unbewussten sind. Betrachtet man diese Bilder nun genauer, das heißt, versucht man, sich in sie hineinzuversetzen, entstehen dadurch ganz neue transzendente Erfahrungen. Diese können aufs Papier gebracht werden. Bei solchen Übungen sind oftmals Gedichte entstanden.

Natürliches Schreiben: Jeder Mensch kann schreiben

Die amerikanische Schreiblehrerin und -therapeutin Dr. Gabriele L. Rico nennt ihre Art des Schreibens „natürliches Schreiben" und meint damit die einem Menschen von Natur aus gegebene Art und Weise zu schreiben. Sie geht davon aus, dass in jedem Menschen eine natürliche Begabung steckt, sich schreibend auszudrücken. Voraussetzung, um dieses Talent zu wecken und zu fördern, ist es, „das natürliche rhythmische Zusammenspiel der beiden Gehirnhälften nicht zu blockieren", wie sie in ihrem Buch „Garantiert schreiben lernen" (siehe Literaturliste im Anhang) sagt.
Wie erwähnt, könnten wir auch allein mit den Fähigkeiten der linken Hirnhälfte schreiben, doch die Qualität der Texte ließe zu wünschen übrig. Sie wären farb- und gestaltlos, langweilig und steif. Erst durch die Möglichkeiten der rechten Hirnhälfte kommt Bilderreichtum und Leben in die Sache. Daher brauchen wir zum natürlichen Schreiben, so Rico, beide Hirnhälften: *„Geistige Aktivität ästhetischer Art, primär eine Funktion der rechten Hemisphäre, steht am Anfang des kreativen Prozesses. Doch der schöpferische Akt selbst ist auch auf die besonderen Talente der linken Hemisphäre angewiesen."*

Das Clustering-Verfahren: Ideennetze knüpfen

Ein Cluster ist eine Anhäufung von einzelnen Teilen. Das englische Wort bedeutet Büschel oder Klumpen. Beim Clustering als Methode des therapeutischen Schreibens geht es darum, sogenannte Ideennetze zu knüpfen, wie Rico es nennt. Sie versteht es als Schlüssel zur Welt der Bilder und Gefühle und der Einbildungskraft und als geeignete Methode, um den logisch ordnenden Verstand auszuschalten. Gleichzeitig veranschaulicht Clustering die Arbeitsweise des bildlichen Denkens und zeigt die Fähigkeiten der rechten Hirnhälfte bei der Lösung neuer Aufgaben. Ist die Aufgabe erledigt, kommt die linke Hemisphäre ins Spiel.

Am Anfang steht ein Kernwort

Clustering ist also nicht nur die Verknüpfung von Ideen und Vorstellungen, sondern auch eine Methode, um die Zusammenarbeit beider Hirnhälften optimal zu gestalten. Es funktioniert so:

Wieder geht man, wie beim freien Assoziieren, von einem Reiz- bzw. Kernwort aus. Sind Sie zum Beispiel ein ängstlicher Mensch und bedrückt Sie diese Angst, nehmen Sie „Angst" als Kernwort. Oder „Hass", wenn Sie welchen empfinden. Man schreibt das Kennwort in die Mitte eines Papierblatts und malt einen Kreis darum. Dann schreibt man alle Gedanken auf, die spontan dazu auftauchen, und kreist diese ebenfalls ein. Diese Kreise umgeben das Kernwort strahlenförmig in alle Richtungen und werden untereinander und mit dem Mittelwort mit Pfeilen verbunden, wenn man das Gefühl hat, dass sie zusammengehören. Hat man auch zu einem der umgebenden Wörter eine Idee, wird diese aufgeschrieben, umkreist und mit einem Pfeil mit dem betreffenden Wort verbunden. So entstehen Assoziationsketten. Sind diese erschöpft, kann man wieder beim Kernwort mit einer Ideenkette beginnen.

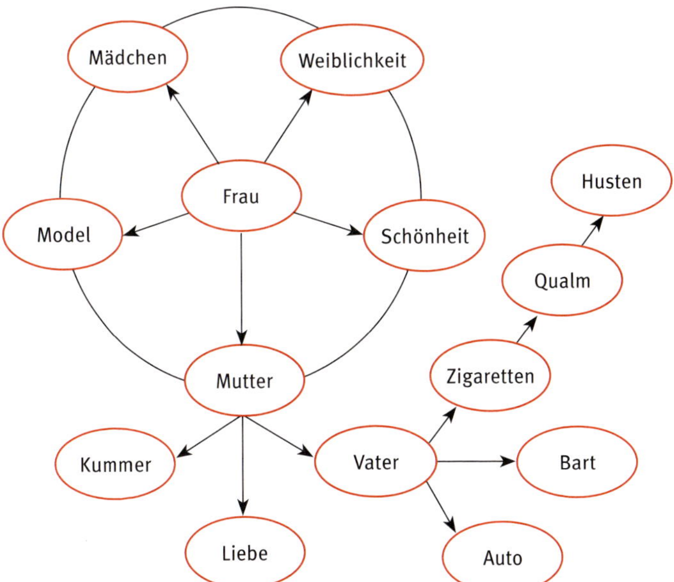

Ein Beispiel für Clustering mit dem Kernwort „Frau“

Ein Beispiel für Clustering

Das Kernwort heißt „Frau“. Dazu assoziieren Sie zum Beispiel „Mutter“, „Schönheit“, „Model“, „Mädchen“, „Weiblichkeit“. Diese Wörter umgeben das Kernwort. Zu „Mutter“ fallen Ihnen spontan die Wörter „Vater“, „Liebe“, „Kummer“ ein. Sie schreiben diese Wörter als Kette an das Wort „Mutter“. So geht es weiter mit „Schönheit“, „Model“, „Mädchen“, „Weiblichkeit“. Vielleicht fällt Ihnen zu den einzelnen Wörtern der Kette auch noch etwas ein, zu „Vater“ etwa „Bart“, „Auto“, „Zigaretten“ und zu „Kummer“ „Liebeskummer“. Dann werden daraus neue Ketten, die an das jeweilige Wort gehängt werden. Allmählich entsteht so ein Netz, ein Ideennetz – ausgehend von dem Kernwort „Frau“.

Wichtig beim Clustering ist, dass man sich nicht auf etwas Bestimmtes konzentriert, sondern den Gedanken freien Lauf lässt. Das Geschriebene soll auch nicht bewertet werden. Sie werden sehen, im Lauf des Clustering werden Sie zunehmend mutiger und freier und gehen bald ganz spielerisch ans Werk.

Sie sollten so lange Ideenketten bilden, bis Sie das Gefühl haben, in den Ideen einen Zusammenhang zu erkennen, aus dem Sie einen Text schreiben können, der sich dem Grund Ihres Problems, etwa der Angst oder dem Hass, nähert. Man kann das Clustering natürlich auch für die ersten schriftstellerischen Versuche einsetzen und aus den assoziierten Bildern eine Geschichte „erfinden“ oder beide Möglichkeiten miteinander verbinden.

Mindmapping: Gedankenkarten erstellen

Diese Art des Ideensammelns ähnelt dem Clustering, doch kann man es als die sortierte Form bezeichnen. Auch hier wird ein Begriff in die Mitte des Blattes geschrieben. Von ihm ausgehend zeichnet man verschiedene Linien, ähnlich einem Baumdiagramm, die die Hauptthemen zu dem Begriff bilden. Auf diese Weise können Buchkapitel gegliedert werden, Brainstormings zusammengefasst oder auch bestimmte Begebenheiten erinnerbar gemacht werden. Man schreibt zum Beispiel einen bestimmten Ort in die Mitte – einen Ort aus der Kindheit, einen, an dem man sich besonders wohlgefühlt hat, usw. – und beschreibt ihn möglichst genau anhand der Baumlinien. Mit dieser auf einen Blick erkennbaren Beschreibung können Sie sich stets das Gefühl hervorrufen, das der Ort oder die Begebenheit in Ihnen ausgelöst hat.

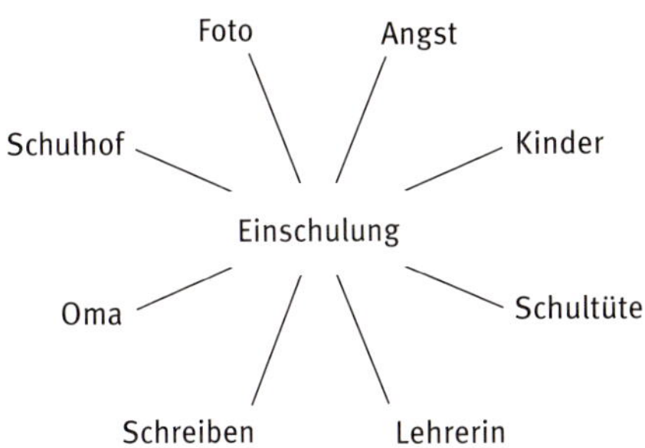

Ein Beispiel für eine Mindmap zum Thema Einschulung

Tagebuchschreiben: Selbstschutz der Seele

Das Tagebuchschreiben kennt jeder, viele nutzen diese Art der Selbsttherapie, ohne dass sie ausdrücklich darauf hingewiesen wurden, es zu tun. Es scheint fast ein Bedürfnis zu sein, die Dinge, die einen bedrücken, aufzuschreiben und ihnen damit den Stachel zu nehmen, der sonst in der Seele böse Wunden hinterlassen würde – Schreiben als eine Art Selbstschutzmechanismus der Seele. Bereits Kinder beginnen, ein Tagebuch zu führen, das kein Erwachsener zu Gesicht bekommt. Ihm vertrauen sie all ihre Geheimnisse, Träume und Wünsche an, berichten ihm von den Erlebnissen in der Schule und in der Familie. In der Pubertät erfährt das kleine Buch vom Ärger mit den Eltern, von Liebesschwüren genauso wie vom Kummer, wenn die oder der Angebetete sie nicht erhört.

Das Niederschreiben nimmt bedrückenden Dingen den Stachel.

Einige schreiben regelmäßig täglich hinein, andere vertrauen dem Heft, der Kladde oder dem kleinen Notizbuch nur ab und zu etwas an, zum Beispiel, wenn sie seelischen Kummer oder ein Problem mit anderen Menschen haben, das sie bedrückt und belastet. Wie oft auch immer man das Tagebuch benutzt, es hat im Grunde stets den gleichen Effekt. Was man in das Buch hineinschreibt, braucht man nicht länger mit sich herumzuschleppen, man schreibt es sich von der Seele. Somit hat auch das einfache Tagebuchschreiben schon eine heilende Funktion.

Diese Form des therapeutischen Schreibens hat eine lange Tradition. Wir kennen die veröffentlichten Tagebücher vieler Schriftstellerinnen und Schriftsteller, in denen sie über Lebenskrisen, Zweifel, Skrupel, ihre geheimsten Gefühle, Verletzungen durch andere oder über Stationen ihres Lebens berichten, die ihr weiteres Leben auf irgendeine – vielfach pathologische – Weise geprägt haben.

Wer jedoch das Mittel des Tagebuchschreibens gut einsetzt, kann nicht nur Probleme beschreiben und sie damit bearbeitbar machen, er bekommt auch einen besseren Zugang zu seinen eigenen Gefühlen und Stimmungen und kann sich so damit auseinandersetzen. Er lernt die problematischen Seiten seiner Persönlichkeit kennen und entdeckt vielleicht neue oder überhaupt Möglichkeiten, damit umzugehen bzw. sie zu umgehen. Denn vieles wird klarer, wenn man es zu Papier gebracht hat und öfter nachlesen oder im Zusammenhang lesen kann. Die verschiedenen Möglichkeiten der Problemlösung können auf dem Papier durchprobiert, verworfen und neu konzipiert werden, sozusagen außer Konkurrenz und völlig ungefährlich. Auch die Resultate sollten dem Tagebuch anvertraut werden. So kann der Schreiber mit der Zeit seine eigenen Ressourcen

Wer ein Tagebuch führt, lernt die problematischen Seiten seiner Persönlichkeit kennen und entdeckt Wege, damit umzugehen.

und Stärken erkennen und nutzen lernen. Letztendlich ist damit der Weiterentwicklung der Persönlichkeit ein fruchtbarer Boden bereitet.
Als Tagebuchschreiber können Sie sich eine Art Leitfaden zur Problemlösung und Krisenbewältigung erarbeiten und diesen bei Bedarf immer wieder anwenden. Die Lösungs- und Bewältigungsschritte sind schriftlich im Tagebuch festgehalten und Sie können sie jederzeit nachschlagen, im Bedarfsfall anpassen und anwenden. Das Tagebuch erhält eine Art Handbuchcharakter für Lebenskrisen und Probleme. Das hört sich doch gut an, oder?

Das Traumtagebuch

Wie mit dem Tagebuch verhält es sich mit dem Traumtagebuch. Hier werden alle Träume festgehalten, an die man sich erinnert. Das Unbewusste spricht darin direkt zu uns. Es teilt uns vielleicht Dinge mit, die wir in bewusstem Zustand nicht bemerken oder nicht bereit sind zu verstehen. Leider benutzt das Unbewusste im Traum eine ganz spezielle Bildersprache, die nicht ganz einfach zu entschlüsseln ist. Daher ist es wichtig, Träume so detailliert wie möglich aufzuschreiben und zu jedem Bild zu assoziieren, was einem dazu einfällt, an welche erlebte Situation es erinnert. Im letzten Kapitel dieses Buches finden Sie ein kleines Traumlexikon, in dem Sie gängige Bedeutungen von Traumsymbolen nachschlagen können, die häufig vorkommen. Es kann freilich nur ein Wegweiser für eine individuelle Deutung sein, denn jeder Mensch verbindet ganz eigene Gedanken und Gefühle mit diesen Bildern und Symbolen.

Schreibübungen: Einladung zum Experimentieren

Nach all der Theorie sind Sie nun bereit für den praktischen Teil. In diesem Kapitel können Sie in ausgewählten Übungen ausprobieren, ob das therapeutische Schreiben etwas für Sie ist, und vor allem: mit welcher Methode des Schreibens Sie sich am wohlsten fühlen.

Für wen ist therapeutisches Schreiben geeignet?

Eigentlich ist das therapeutische Schreiben für jeden Menschen geeignet, Mann oder Frau, alt oder jung, groß oder klein – ohne Einschränkung. Natürlich muss er oder sie schreiben können, also aus Buchstaben Wörter formen, aber das können Sie ja. Stil und Grammatik spielen keine Rolle.

Darüber hinaus ist es natürlich für all jene gedacht, die versuchen wollen, sich selbst mit dem Schreiben näherzukommen – ihrem inneren Kind, dem Eltern-Ich oder dem Erwachsenen-Ich. Auch wer das Bedürfnis hat, sein Leben

schreibend aufzuarbeiten, sozusagen autobiografisch zu schreiben, bekommt hier Techniken an die Hand.
Das Schreiben kann auch jenen helfen, die jemand anderem etwas mitteilen wollen – vielleicht einem Elternteil, dem Bruder oder der Schwester, auch einem Verstorbenen, der sie noch sehr beschäftigt. Hier hat das Schreiben die Funktion, etwas klarzustellen oder eine Beziehung abzuschließen, aber auch eine Störung sichtbar zu machen, über deren Ursache man sich lange nicht klar war. Oftmals ist dabei das Clustering hilfreich bzw. die freie Assoziation.
Wer ein schwerwiegendes seelisches Problem hat, kommt natürlich nicht umhin, einen Psychiater oder Psychotherapeuten zu konsultieren. Ihn kann das Schreiben auf keinen Fall ersetzen. Es kann aber durchaus die Therapie unterstützen. Denn Menschen, die sich in einer Psychotherapie befinden, können das Schreiben nutzen, um die Therapiesitzungen nachzuarbeiten und dem Therapeuten etwas mitzuteilen. Vielleicht bekommen Sie auch vom Therapeuten selbst eine Schreibaufgabe.

Schreibend kann man auch Sitzungen beim Psychotherapeuten nacharbeiten.

Allein oder in der Gruppe

Schreiben können Sie allein oder in der Gruppe. Wer alleine schreibt, beginnt damit einen Dialog mit sich selbst. Durch das Schreiben teilt er einem Teil von sich etwas mit, dieser andere Teil liest den Text gleich oder später und kann sich aus einiger Distanz damit beschäftigen und womöglich dazu Stellung nehmen. Dies geschieht zum Beispiel beim Tagebuchschreiben.

Wer alleine schreibt, tritt in einen Dialog mit sich selbst.

Beim Schreiben in der Gruppe können gestellte Aufgaben schreibend bearbeitet werden. Wer will, liest seinen Text vor – die Gruppe diskutiert darüber und daraus ergeben sich vielleicht neue Ansätze zum Schreiben. Auch hier liegt ein großes therapeutisches Potenzial – schon allein dadurch, dass Sie in der Gruppe Vertrauen und Selbstvertrauen lernen und stets über die anderen Gruppenmitglieder eine Einschätzung Ihrer Person bekommen, mit der Sie sich auseinandersetzen können. Umgekehrt können Sie natürlich auch zu anderen Gruppenmitgliedern Stellung nehmen. So wird nicht nur ein Gefühl der Gemeinschaft, des Zusammengehörens und des Vertrauens geschaffen, sondern vielleicht sogar schon ein Heilungsprozess eingeleitet.

Welche Schreibtechnik soll ich wählen?

Vielleicht sind Sie ja schon ein alter Hase oder eine alte Häsin, was das Schreiben angeht. Dieses Buch haben Sie aus Interesse gekauft, um noch ein paar Anregungen für Ihr eigenes Schreiben zu bekommen.
Kein Problem, dann können Sie sich die Aufwärmübungen der nächsten Seiten schenken. Aber Folgendes können und sollten Sie sich klarmachen:

- Erinnern Sie sich, zu welchen Anlässen Sie was und wie geschrieben haben. Welche Schreibtechnik gefällt Ihnen am besten bzw. welche hat Ihnen in der Vergangenheit beim Umgang mit Problemen am besten geholfen?
- Führen Sie regelmäßig Tagebuch, schreiben Sie alle Ihre Erlebnisse auf und kommen so ins Reine damit?
- Schreiben Sie nur, wenn es Probleme gibt, Sie sich schlecht fühlen? Oder schreiben Sie auch positive Ereignisse auf?
- Schreiben Sie Ihre Träume auf?
- Führen Sie ein Reisetagebuch?
- Schreiben Sie gerne Briefe an andere, um Ihnen endlich mal die Meinung zu sagen, egal, ob Sie diese Briefe abschicken?
- Was tun Sie, wenn Entscheidungen anstehen, erstellen Sie eine Liste mit Für- und Wider-Argumenten?
- Wenn Sie im Druck sind, machen Sie schriftliche Pläne?
- Haben Sie Gedichte geschrieben, als Sie zum ersten Mal verliebt waren?
- Was haben Sie bei Liebeskummer geschrieben?
- Oder haben Sie eine ganz andere Technik des Schreibens benutzt?

Eigene Fähigkeiten effektiv nutzen

Und nun überlegen Sie, bei welcher Technik Sie sich am wohlsten fühlten. Mit welcher verbinden Sie positive Gefühle? Mit welcher Methode konnten Sie sich bisher selbst

helfen, bei welcher schöpften Sie neue Kraft in schlechten Zeiten? Oder gab es unterschiedliche Schreibtechniken zu unterschiedlichen Anlässen?
Wenn Sie wollen, erstellen Sie eine Liste der verschiedenen Anlässe und der von Ihnen gewählten Technik. Beim nächsten Mal schauen Sie einfach auf die Liste und schon haben Sie die für die aktuelle Situation passende Schreibtechnik. Denn erfahrungsgemäß erinnert man sich eben nicht immer dann, wenn man es am nötigsten braucht, an das, was einem gutgetan hat.
Sie könnten sich also vornehmen, in der nächsten kritischen Situation auf die Liste zu schauen, bevor Sie weitere Schritte unternehmen. Suchen Sie die Schreibtechnik aus, die Ihnen bisher in solchen Situationen geholfen hat, und nutzen Sie sie. So gehen Sie am effektivsten mit dem Problem um und verlieren sich nicht in langwierigen Überlegungen, was Sie tun sollen. Damit haben Sie schon einen großen Schritt getan, um ihre Fähigkeiten optimal zu nutzen.

Bitte auswählen: Vorbereitungen fürs Schreiben

Im ersten Teil des Buches wurde erwähnt, dass man zum Schreiben nichts braucht außer einem Stift und Papier und dass man damit an jedem Ort schreiben kann. Das ist richtig, wenn Sie aufschreiben, was gerade passiert, was gerade in Ihnen vorgeht oder was Sie in der vergangenen Nacht

geträumt haben. Sie können im Zug, im Flugzeug oder im Café schreiben.
Andererseits hat die Erfahrung gezeigt, dass man sich besser auf das Vorhaben konzentrieren kann, wenn man bestimmte Rituale dazu schafft und diese stets einhält. Manchem fällt das Schreiben auch leichter, wenn er sich darauf einstimmt.

Worauf, womit, wo und wann?

Wählen Sie ein bestimmtes Buch, eine Kladde, ein Ringbuch, in das Sie schreiben. Beginnen Sie mit jeder Übung eine neue Seite und datieren Sie sie. Alle Texte, die Sie darüber hinaus schreiben, legen Sie in dieses Buch, besser noch, Sie kleben sie hinein. Auch wenn es nur eine Kinokarte ist, zu der Sie die Erlebnisse eines schönen Abends mit einem lieben Menschen schreiben. Oder kleben Sie Fotos hinein, die Ihnen etwas bedeuten. So ergibt sich im Laufe der Zeit und Texte ein echtes Buch Ihres Lebens, in dem Sie immer wieder blättern können.

Mit der Zeit entsteht ein Buch Ihres Lebens, in dem Sie immer wieder blättern können.

Wählen Sie aus, womit Sie schreiben. Ist es ein besonders schöner Füllfederhalter, ein Kugelschreiber, ein Bleistift, die Schreibmaschine? Eher selten werden Sie sich wohl für den Computer entscheiden.
Wählen Sie einen ganz bestimmten Ort, an dem Sie schreiben, zum Beispiel einen Platz am Fenster, an dem Sie gerne

sitzen und sich wohlfühlen. An diesem Ort können Sie auch den Alltagsstress ausschalten.
Wählen Sie eine bestimmte Tageszeit, zu der Sie schreiben, etwa nachmittags um 15 Uhr, abends vor dem Schlafengehen oder früh morgens, wenn der Rest der Familie noch schläft und alles still ist. Und wählen Sie eine Zeitspanne, in der Sie auf jeden Fall schreiben – von 10 Minuten bis so lange Sie wollen!
Und zu dieser Uhrzeit gehen Sie an diesen Ort, um zu schreiben – in Ihr Buch mit dem bevorzugten Stift. Sie werden sehen, bald schon freuen Sie sich auf diese Auszeit, die Sie sich nehmen und die nur Ihnen gehört. All diese Faktoren zusammen fördern Ihre Kreativität beim Schreiben.

Weitere Tipps zum erfolgreichen Schreiben

Für bestimmte Techniken des therapeutischen Schreibens ist es ratsam, den Kopf frei zu haben, bevor man beginnt. Das heißt, störende Gedanken sollten ausgeschaltet werden, damit man sich ganz auf das freie Assoziieren oder meditative Schreiben einlassen kann. Vor solchen Übungen tut eine Entspannungsmethode gut, wie Yoga, autogenes Training oder einige Atemübungen, die den Geist frei machen. Wenn Sie gerne Musik hören, legen Sie eine CD mit Meditations- bzw. Entspannungsmusik auf.
Vielleicht kommt Ihnen ja bei der Durchführung einer Übung eine Idee zu einer Schreibübung, die nicht hier aufgeführt ist. Dann probieren Sie sie aus. Wichtig ist auch,

dass Sie Ihren Schreibprozess beobachten und wiederum beschreiben: Fachleute sprechen hierbei vom Double-Entry-Journal (wörtlich: Tagebuch mit doppeltem Eintrag). Das heißt, Sie notieren in Ihrem Tagebuch oder wo immer Sie mögen, wie Ihnen die einzelnen Übungen gefallen oder was Sie an ihnen stört. Was Sie dabei entdecken, denken, fühlen. Haben die Übungen etwas in Ihnen ausgelöst, eine Erinnerung etwa an einen bestimmten Menschen oder Ort, an eine Begebenheit? Wenn Sie später dann einmal dieses Geschriebene lesen, werden Sie Ihren eigenen schreibtherapeutischen Weg vor Augen haben und sicherlich stolz auf sich sein. Und noch eins: Machen Sie sich keine Gedanken darüber, wie Sie schreiben. Es spielt keine Rolle, weder Stil noch Grammatik sind wichtig, auch die Rechtschreibung wird hierbei nicht überprüft. Schreiben Sie so, wie Ihnen zumute ist! Alles andere kommt mit der Zeit.

Stil, Grammatik oder Rechtschreibung spielen keine Rolle. Schreiben Sie einfach so, wie Ihnen zumute ist!

Erste Übungen zum Warmschreiben

Beginnen Sie das Schreiben mit einfachen Übungen. Wenn Sie es nicht gewöhnt sind zu schreiben oder meinen, in Ihrem Schreibfluss blockiert zu sein, versuchen Sie den Einstieg mit einer Tabelle freundlicher Worte, die Ihr Leben begleitet haben.

Tabelle freundlicher Worte

Schreiben Sie Sprichwörter oder Zitate auf, die Ihnen in den Sinn kommen und besonders gefallen. Vielleicht erinnern Sie sich an bezeichnende Dialoge in einem Ihrer Lieblingsfilme. Oder haben Sie noch Sprüche im Kopf, die während Ihrer Schulzeit „in" waren? Oder Trostsprüche, die Sie als Kind von Erwachsenen hörten, wenn Sie traurig waren.

Wenn Sie mögen, zeichnen Sie eine kleine Tabelle, in die Sie links den jeweiligen Spruch eintragen und rechts, in welcher Situation Sie ihn gehört haben. Das sieht dann vielleicht so aus:

Heile, heile Gänschen	Das hat Mama mir vorgesungen, wenn ich weinte, weil ich hingefallen war.
Meine Zauberfee/ Mein Zauberprinz	Meine erste große Liebe nannte mich so.
Kopf hoch, wird schon wieder!	Mein Großvater, wenn ich Liebeskummer hatte.
Nur Mut, ich weiß, Sie schaffen das!	Der Chef, wenn es mit dem Auftrag nicht so ganz klappen wollte.
Schau mir in die Augen, Kleines/Kleiner.	Leicht veränderter Spruch von Humphrey Bogart, mit dem ich bei XY landete.
Gestalte jeden Tag so, dass er der schönste in deinem Leben wird.	Zitat, nach dem ich schon immer leben will.

Beim Schreiben werden Sie merken, wie es Ihnen immer besser geht. Machen Sie es sich zur Gewohnheit, diese Tabelle anzusehen, wenn Sorgen und Kummer Sie quälen. Und erweitern Sie sie nach Herzenslust.
Gleichermaßen können Sie auch eine Tabelle der blödesten Sprüche anfertigen, die Sie jemals gehört haben. Sicherlich werden Sie herzlich dabei lachen. Oder schreiben Sie alle Sprüche auf, die Sie einmal sehr verletzt haben, und von wem sie kamen. Dann fragen Sie sich, warum das so war.

Achtsam werden – zehn Übungen

Im Folgenden sind einige Übungen aufgeführt, mit denen Sie Ihre persönliche Schreibtherapie beginnen können, wenn Sie sich warmgeschrieben haben. Diese Übungen sollen Ihre Aufmerksamkeit und Ihre Achtsamkeit sich selbst und anderen gegenüber wecken. Sie sollen Sie dazu anregen, bestimmte Dinge, Menschen und vor allem sich selbst genau zu beobachten und in sich hineinzuspüren. Das mag anfangs noch etwas schwerfällig gehen, doch mit der Zeit werden Sie lernen, Ihre Stimmungen besser zu spüren und die Gründe dafür herausfinden. Schnell können Sie reagieren, wenn Sie merken, etwas läuft nicht so, wie Sie es gerne wollen.

Übung 1

Beginnen Sie Ihre Schreibübungen damit, etwas über das Schreiben zu schreiben. Was fällt Ihnen dazu ein? Schreiben Sie gern oder ungern, welche Erlebnisse verbinden Sie mit dem Schreiben? Erinnern Sie sich zum Beispiel an Ihren ersten Schulaufsatz, von welchem Thema handelte er, wie wurde er benotet? Was empfanden Sie damals?

Übung 2

Schreiben Sie den Tagesablauf des aktuellen, vergangenen oder kommenden Tages auf. Was ist passiert, was haben Sie getan, was wollen Sie tun? Ist Ihnen alles gelungen, konnten Sie alle Arbeiten erledigen? Beschreiben Sie Ihre Stimmung, Ihre Befindlichkeit an diesem Tag. Was ist gut gelaufen, was ging schief? Haben Sie etwas Wichtiges vergessen und wie sind Sie damit umgegangen? Wie haben Sie sich gefühlt, als es Ihnen bewusst wurde?

Übung 3

Beschreiben Sie Ihr Haustier, wenn Sie eines haben. Was mögen Sie an ihm, was nicht? Gibt es Begebenheiten, an die Sie sich besonders gerne erinnern? Hatten Sie schon andere Haustiere? Warum haben Sie sie?

Übung 4

Beschreiben Sie Ihre Wohnung. Wie sieht sie aus, wie viele Zimmer hat sie? Wie ist sie eingerichtet? Was mögen Sie an ihr, was nicht? Verbinden Sie mit dieser Wohnung bestimmte Begebenheiten, Begegnungen mit Menschen? Beschreiben Sie bestimmte Gegenstände in der Wohnung, mit denen Sie Erinnerungen verbinden, egal ob gute oder schlechte.

Übung 5

Schreiben Sie über Ihr Lieblingsbuch, Ihren Lieblingsautor/ Ihre Lieblingsautorin. Versuchen Sie die Geschichte des Buches nachzuerzählen. Was hat Ihnen daran am besten gefallen und warum? Hätten Sie diese Geschichte genauso geschrieben oder hätten Sie ihr vielmehr einen anderen Verlauf, ein anderes Ende gegeben?

Übung 6

Schreiben Sie über einen Menschen oder die Menschen, die Ihnen heute nahestehen. Schreiben Sie auf, was Ihnen zuerst einfällt, wenn Sie an diese Menschen denken. Wie sind sie in Ihr Leben getreten? Was lieben Sie am meisten an ihnen, was mögen Sie nicht?

Übung 7

Schreiben Sie über die Menschen, die Ihnen in Ihrem bisherigen Leben am wichtigsten waren oder sind. Das deckt sich nur teilweise mit Übung 6. Denn hier können Sie auch über Menschen schreiben, die bereits gestorben sind oder zu denen der Kontakt irgendwann einmal abgebrochen ist, etwa weil sie in eine andere Stadt gezogen sind oder es sogar Streit gab. Schreiben Sie auf, was Ihnen spontan zu diesen Menschen und Ihrem Verhältnis zu ihnen einfällt. Was haben Sie von ihnen gelernt und umgekehrt? Woran erinnern Sie sich am liebsten, wenn Sie an sie denken?

Übung 8

Eine etwas aufwendigere Übung: Begleiten Sie sich selbst schreibend ein paar Tage lang. Tragen Sie Stift und Schreibheft immer bei sich und nehmen Sie sich vor, täglich für einen bestimmten Zeitraum aufzuschreiben, was gerade in Ihrem Leben passiert. Egal, wo Sie sich befinden, wie Sie sich fühlen – versuchen Sie es so genau wie möglich aufzuschreiben.

Interessant wird das Ganze, wenn Sie sich jeweils an unterschiedlichen Orten befinden. Beschreiben Sie dann, wo Sie sind, was Sie dort tun, wie Sie sich fühlen. Wenn Sie zum Beispiel im Freien sind, auf einer Wiese, beschreiben Sie die Wiese, welche Pflanzen können Sie erkennen, welche Farben, Gerüche und Geräusche umgeben Sie? Sind andere Menschen in der Nähe, Tiere? Hören Sie Vögel zwitschern, Hunde bellen, in der Ferne eine Straßenbahn oder den Zug? Wie fühlen Sie sich?

Schreiben Sie auch frisch von der Seele weg, was Ihnen gerade in diesem Moment auf dieser Wiese oder in diesem Café einfällt. Welche Gedanken steigen in Ihnen auf? Vielleicht haben Sie ja ein Déjà-vu-Erlebnis und meinen, das schon einmal erlebt zu haben.

Wenn Sie diese Übung konsequent zum Beispiel zehn Tage lang täglich durchführen, immer an einem anderen Ort und zu unterschiedlichen Uhrzeiten, haben Sie am Ende vielleicht eine kleine Geschichte. Lesen Sie Ihre Texte nicht gleich nach dem Schreiben durch, sondern erst am Ende der zehn Tage. Schreiben Sie dann auf, was Ihnen einfällt, wenn Sie Ihre Texte lesen.

Übung 9

Eine nicht ganz leichte Übung. Schreiben Sie auf, was Sie an sich selbst nicht mögen. Was stört Sie an sich selbst? An ihrem Aussehen, Ihrem Körper, Ihrer Größe, Ihrer Frisur, dem Gewicht, der Kleidung. Was stört Sie an Ihrem Verhalten? Gibt es Situationen, bei denen Sie im Nachhinein denken, warum habe ich mich XY gegenüber nur so mies verhalten? Oder warum hatte ich an diesem Tag so schlechte Laune? Versuchen Sie zu ergründen, woher Ihre schlechte Laune, Ihr schlechtes Benehmen Ihrer Kollegin, dem Chef, Ihren Kindern, Ihrem Mann oder der Nachbarin gegenüber kam. Welche Laus ist Ihnen über die Leber gelaufen? Können Sie es herausfinden oder wissen Sie es nicht? Schreiben Sie es auf!

Übung 10

Diese Übung ist vielleicht noch schwieriger als die vorige. Schreiben Sie auf, was Sie an sich mögen. Was finden Sie ausdrücklich gut an sich, was lieben Sie an Ihrem Körper? Welche Farben stehen Ihnen am besten, welche Kleidung, Schuhe mögen Sie? In welchen Situationen haben Sie sich toll verhalten, so toll, dass Sie mit Recht sagen können: „Ich bin stolz auf mich“? Wann haben Sie besonders schlagfertig reagiert, als jemand Sie hereinlegen wollte? Welche besonderen Fähigkeiten haben Sie, die Sie auszeichnen? Können Sie gut kochen, Auto fahren, sind Sie besonders hilfsbereit, mitfühlend, einfühlsam? Sind Sie eine gute Mutter, ein guter Vater, eine gute Tochter, ein guter Sohn, ein guter Freund? Sind Sie als Vorgesetzter Ihren Mitarbeitern gegenüber fair? Schreiben Sie alles auf, was Sie gut an sich finden – auch wenn Sie vielleicht denken, das sei nur Ihre subjektive Meinung. Seien Sie nicht bescheiden. Denn allein Ihre Meinung zählt in diesem Moment.

Was auch immer Sie schreiben oder mit welcher Übung Sie beginnen, bitte beachten Sie stets Folgendes:
Beobachten Sie, welche Gedanken Ihnen beim Schreiben und beim Beantworten der Fragen kommen. Steigen Gefühle in Ihnen auf, etwa zu Ihrer Schulzeit oder anderen Erlebnissen aus der Kindheit, der Pubertät oder später? Erinnern Sie sich spontan an ein bestimmtes Ereignis, an bestimmte Menschen, bestimmte Orte? Sind die damit verbundenen Gefühle angenehm oder unangenehm? Oder kommen Ihnen sogar Geräusche, Gerüche von früher in den Sinn?

Beobachten Sie, welche Gedanken Ihnen kommen, welche Gefühle aufsteigen.

Was es auch ist, schreiben Sie alles auf, was Ihnen in den Sinn kommt!
Es kann aber auch sein, dass Sie keine Gefühle dazu haben, dass Ihnen erst mal nichts einfällt zu Schule und Kindheit, zu bestimmten Menschen. Das ist nicht schlimm. Auch das ist Übungssache. Legen Sie den Stift beiseite, wenn Ihnen nichts mehr einfällt, und lesen Sie das Geschriebene am nächsten und übernächsten Tag noch einmal durch. Sicher fällt Ihnen mit der Zeit mehr dazu ein. Notieren Sie auf jeden Fall alles, jeden Gedanken, der Ihnen in den Sinn kommt, wenn Sie einen Ihrer Texte lesen.

Kreative Mal- und Schreibübungen

Bei den nächsten Übungen werden zwei Techniken miteinander verbunden, das Malen und das Schreiben. Mit beiden kann man sich ausdrücken und beide sind sehr alt. Wobei das Malen älter ist und auch entwicklungsgeschichtlich an erster Stelle kommt. Kleine Kinder beginnen mit dem Kritzeln lange, bevor sie schreiben lernen.

Kritzeleien

Beginnen Sie nun auch mit dem Kritzeln. Kritzeln Sie auf ein Stück Papier, was Ihnen zu dem, was Sie gerade beschäftigt, einfällt. Ähnlich wie viele Menschen es mehr oder weniger unbewusst tun, während sie telefonieren.

Malen Sie, was Ihnen in den Sinn kommt. Malen Sie ein Selbstporträt, malen Sie andere Menschen. Vielleicht erstellen Sie einen Stammbaum Ihrer Familie. Malen Sie farbig oder in Schwarz-Weiß. Und schreiben Sie zu jedem Ihrer Gemälde einen kleinen Text.

Beschäftigt Sie gerade ein bestimmtes Thema, kritzeln Sie es auf Papier. Malen Sie Ihre Gedanken. Dann versuchen Sie, die Zeichnung mit Wörtern zu versehen. Schreiben Sie auf, was Ihnen zu Ihrer Zeichnung einfällt. Am Ende haben Sie vielleicht eine Art Comic oder eine Karikatur erschaffen.

Die nächsten beiden Übungen sind Einheiten, die für sich genommen schon sehr viel Spaß machen. Sie können aber auch als Grundlage für weitergehende Techniken oder Therapien genutzt werden. Zum Beispiel können Sie Höhlentexte in Ihr Tagebuch einbauen, wenn Sie eines führen. Hand- und Körperbilder bringen Sie Ihrem Körper nicht nur schreibend, sondern auch bildlich näher. Wenn Sie sie in der Gruppe anfertigen, können sie Ausgangspunkt einer Art Selbstbetrachtung oder Selbsterkenntnis sein. Wenn Sie es mögen und aushalten, fragen Sie die anderen Gruppenmitglieder, was sie von Ihrem Köperbild halten und wie sie Sie sehen. Machen Sie sich aber vorher klar, dass dabei auch unangenehme Dinge zur Sprache kommen können. Daher sollten Sie sich von anderen nur beurteilen lassen, wenn Sie psychisch stabil sind oder ein ausgebildeter Psychotherapeut die Gruppe leitet.

Ein Bild von Ihrem Körper

Für diese Übung brauchen Sie mindestens einen Partner. Außerdem benötigen Sie ein möglichst großes Stück Papier, am besten nehmen Sie Paketpapier von der Rolle, und einen dicken Filzstift. Das Papier muss mindestens so groß sein wie Sie selbst.

Legen Sie sich auf das ausreichend große Stück Papier und lassen Sie Ihren Partner darauf die Umrisse Ihres Körpers mit dem Stift umfahren. Nun haben Sie ein Körperbild, das Sie sich zum Beispiel an die Wand hängen können. Es symbolisiert den Körper, in dem Sie leben.

Versuchen Sie nun, mit Ihrem Körper zu kommunizieren. Schreiben Sie neben die einzelnen Körperteile die Gefühle, die Sie mit ihnen verbinden, oder andere Dinge, die Ihnen dazu einfallen. Schreiben Sie auch Erinnerungen dazu auf. Schreiben Sie täglich neue Eindrücke dazu, auch, wenn Sie zum Beispiel Schmerzen an einem Körperteil haben. Schreiben Sie auf, wenn Sie einen Körperteil nicht leiden können und warum. Was hat dazu geführt, dass Sie sich selbst so sehen? Wenn Sie wollen, lassen Sie die einzelnen Körperteile miteinander kommunizieren, schreiben Sie auch das auf.

Versuchen Sie, mit Ihrem Körper zu kommunizieren.

Nach einer gewissen Zeit ist Ihr Körperbild sicher sehr vollgeschrieben – an einigen Bereichen mehr, an anderen weniger. Nun schreiben Sie auf, was Ihnen beim Betrachten des Körperbildes einfällt, welche Assoziationen, Gefühle, Bedürfnisse haben Sie? Schreiben Sie es auf, lesen Sie es einige Tage später wieder durch. Was denken und fühlen Sie nun? Ist es das Gleiche oder völlig anders? Gibt es eine Entwicklung in Ihrer Sicht der Dinge?

Ein Bild von Ihrer Hand

Ähnlich wie ein Körperbild können Sie auch ein Bild von einer Ihrer Hände anfertigen. Umfahren Sie mit einem Stift die Hand auf dem Papier, jeden Finger einzeln. Anschließend ordnen Sie jedem Finger eine Eigenschaft Ihres Körpers oder ein bestimmtes Gefühl zu. Und dann imaginieren Sie zu jedem Gefühl oder zu jeder Eigenschaft bestimmte Begebenheiten, Orte, Menschen, die Ihnen dazu in den Sinn kommen. Oder schreiben Sie spontan Ideen auf, die Ihnen einfallen. Dabei können Sie einem Finger mehrere Begriffe zuordnen – zeichnen Sie Linien daran, die zu den Begriffen führen und die Begriffe untereinander verbinden.
Vielleicht kommen Ihnen beim Ausfüllen des Handbildes viele Ideen. Schreiben Sie sie auf. Fällt Ihnen vielleicht auch eine Geschichte dazu ein?
Fertigen Sie ein Bild einer Kinderhand an und versehen Sie die einzelnen Finger mit kindlichen Erinnerungen, Gefühlen, Bedürfnissen, Orten der Kindheit. Sind es Ihre eigenen Erinnerungen, fremde oder vielleicht solche, die Sie sich gewünscht hätten? Wo liegt der Unterschied? Welche Gefühle empfinden Sie, wenn Sie dieses Bild einer Kinderhand betrachten?

Innere Bilder darstellen

Diese Übung besteht aus zwei Teilen. Im ersten Teil geht es um ein Gefühl oder eine Stimmung, das bzw. die Sie stark beschäftigt und wofür Sie „keine Worte finden" – wie es so schön heißt. Versuchen Sie, dieses Gefühl zu malen. Malen Sie, was Ihnen dazu einfällt, oder nutzen Sie dafür bestimmte Symbole, die Sie damit verbinden. Fühlen Sie sich zum Beispiel matt und kraftlos und erinnert Sie das an eine Pflanze, die ihre Blätter hängen lässt, dann malen Sie die Pflanze, für die Sie sich gerade halten.

Malen Sie Ihre Gefühle, finden Sie Bilder dafür.

Sind Sie glücklich, beschwingt und ausgelassen, malen Sie vielleicht einen Vogel, der sich in die Lüfte erhebt und fröhlich zwitschert. Welcher Vogel sind Sie?

Nach dem Malen begutachten Sie Ihr Werk. Was fühlen Sie dabei? Welches Gefühl hatten Sie beim Malen? Schreiben Sie alles auf, was Ihnen jetzt durch den Kopf geht. Kommen Sie dem Gefühl näher? Können Sie es beschreiben? Welcher Umstand hat es ausgelöst? Sind Ihnen Dinge klar geworden, die Sie vorher noch nicht so gesehen hatten? Fällt Ihnen beim Malen ein, warum die Pflanze kraftlos ist und was ihr helfen kann? Dann malen Sie auch das oder beschreiben Sie es. Oder beschreiben Sie, warum Sie glücklich sind.

Bei dieser Übung lohnt es sich, sie öfter zu wiederholen. Der Vergleich der unterschiedlichen Zeichnungen oder

Malereien und der dazugehörigen Texte kann verblüffende Erkenntnisse zutage bringen. Nutzen Sie diese Übung auch ganz gezielt als Kraftquelle, indem Sie das Blatt immer anschauen, wenn Sie es für notwendig halten.
In einem zweiten Teil der Übung „Innere Bilder darstellen" geht es um allgemeingültige Bilder und Symbole.
Im ersten Teil des Buches wurde C. G. Jungs Archetypenlehre angesprochen. Damit sind bestimmte Bilder und Symbole gemeint, die nach Jung stellvertretend für Lebensprobleme und Entwicklungsstufen bzw. psychische Komponenten von Bewusstsein und Unbewusstem stehen. Diese Bilder haben in allen Kulturen die gleiche Bedeutung. Hier gebe ich Ihnen einige Bilder vor:
Wasser, Wüste, Blut, Haus, Berg, Wiese, Drache, weiser Mann, große Mutter.
Suchen Sie sich daraus ein Wort aus, das Sie in Ihrer derzeitigen Situation am meisten anspricht. Nun malen Sie Ihr Wort und das Gefühl, das es in Ihnen auslöst. Ähnlich wie oben versuchen Sie dann, sich selbst beim Malen zu beobachten und zu beschreiben, was in Ihnen vorgeht.

Achtung: Diese Übung kann Teile in Ihnen ansprechen, die noch nicht dazu bereit sind. Wenn Sie sich dabei also in irgendeiner Weise unwohl fühlen, vielleicht sogar Angst empfinden, verzichten Sie besser auf diese Übung. Sprechen Sie falls möglich mit einem Therapeuten über Ihre Gefühle dabei.

Arbeiten mit Mandalas

Sicher haben Sie schon einmal von Mandalas gehört. Das sind Kreise, die einem bestimmten, manchmal magischen Muster folgen. Die Kreise sind nicht selten vier- oder achtgeteilt, jedes Viertel bzw. Achtel stellt ein anderes Muster dar und alle zusammen ergeben ein Bild, ein Symbol, das wie die Symbole der Archetypen in sämtlichen Kulturen der Erde vorkommt. Die Muster symbolisieren Vollkommenheit oder das Sein an sich. Sie haben meditativen Charakter, wenn wir sie immer wieder anschauen, und können uns bereichern.

Malen Sie ein Mandala

Drücken Sie mit diesem Mandala ein Gefühl aus, das für Sie bestimmend ist oder einmal war. Vielleicht ein Gefühl wie große Trauer über einen Verlust oder eine Trennung. Oder ein Gefühl, das in Ihnen aufkam, als Sie in Ihrem Leben einen Einschnitt durch Umzug, Berufswechsel oder etwas Ähnliches erfahren haben. Schreiben Sie auf, was Ihnen zu diesem Gefühl einfällt.

Im Mandala können Sie Gefühle ausdrücken. Schreiben Sie auf, was Ihnen zu diesen Gefühlen einfällt.

Schreiben Sie all die Assoziationen auf, die Ihnen in Zusammenhang mit diesem Gefühl in den Sinn kommen.

Nun versuchen Sie zu diesem Gefühl und den Assoziationen ein Mandala zu zeichnen. Lassen Sie sich dafür so viel Zeit, wie Sie brauchen. Sie können auch ruhig mehrmals anfangen, erste Entwürfe verwerfen und neue schaffen. Gestalten Sie Ihr Mandala mit den Mustern, die Sie ansprechen. Malen Sie es farbig aus in den Farben, die Sie mögen. Und erst wenn Sie ganz zufrieden mit Ihrem Mandala sind, wenn Sie das Gefühl haben, dass dieses Mandala für Sie zu einer Quelle der Kraft und Entspannung werden kann, beenden Sie die Malerei oder Zeichnung.

Nun schauen Sie sich Ihr Mandala in Ruhe an. Dann erinnern Sie sich daran, weshalb Sie es angefertigt haben. Sie wollten ein Gefühl ausdrücken. Welches Gefühl war es? Ist es Ihnen mit dem Mandala gelungen? Schreiben Sie Ihre Erfahrungen beim Malen des Mandalas auf. Was haben Sie dabei empfunden? Beschreiben Sie nun noch einmal das Gefühl. Sehen Sie sich an, was Sie sich vor dem Malen des Mandalas zu dem Gefühl aufgeschrieben haben. Vergleichen Sie die beiden Texte. Gibt es Unterschiede? Welche sind es?

Diese Übung können Sie immer dann praktizieren, wenn Sie sich von einem Gefühl erdrückt fühlen. Nehmen Sie ihm seine erdrückende Kraft und wandeln Sie sie mithilfe eines Mandalas in positive Energie um.

Das Prinzip Freewriting

Was unter Freewriting, freiem Schreiben, zu verstehen ist, wurde im ersten Teil dieses Buches unter dem Begriff automatisches Schreiben erläutert. Es war die Methode der französischen Surrealisten, die es benutzten, um zu neuen Ideen und Gedankenbildern zu kommen. Aber es ist auch eine Schreibtechnik, die wunderbar dazu geeignet ist, sich mit seinem Unterbewusstsein auseinanderzusetzen und anhand der Bilder, die es entstehen lässt, mehr über sich zu erfahren. Durch die Konzentration, die nach innen gelenkt wird, versetzen wir uns in eine Art Trancezustand, wie er in der Hypnose erreicht wird. Auch hier erscheinen Bilder, die das Unterbewusste schickt, wenn wir es zu bestimmten Dingen befragen. Und mit diesen Bildern gilt es dann weiterzuarbeiten.

Beim freien Schreiben versetzen wir uns in eine Art Trance.

Probieren Sie nun aus, ob diese Technik für Sie die richtige ist. Bevor Sie beginnen, sollten Sie einen Zeitraum festlegen, in dem Sie schreiben, etwa fünf, höchstens zehn Minuten. Dann ist Schluss – egal was Sie noch im Kopf haben.

Konzentrieren Sie sich nun auf ein Thema, das Sie zurzeit besonders beschäftigt. Wenn Sie sich dieses Thema vorstellen, erscheinen sicherlich vor Ihrem inneren Auge Bilder. Nehmen Sie das erste Bild, das Sie sehen, und schreiben Sie es auf. Formulieren Sie mit diesem Bild einen Satz. Beim Aufschreiben schon werden weitere Bilder in Ihrem Kopf entstehen und bald ein ganzer Bilderstrom entfesselt sein. Schreiben Sie in der Zeit, die Sie sich vorgegeben haben,

Lassen Sie vor Ihrem inneren Auge ein Bild entstehen und schreiben Sie es auf.

alles auf, was Ihnen zu Ihrem Thema einfällt. Die Form ist dabei weniger wichtig. Auch wenn Sie das Gefühl haben, bestimmte Dinge haben gar nichts mehr mit dem Thema zu tun: Schreiben Sie alles auf. Am Ende der Übung schreiben Sie noch einmal das Bild des ersten Satzes ans Ende. Nun ist der Kreis geschlossen.
Lassen Sie das Geschriebene nun ruhen. Nehmen Sie es sich am nächsten Tag, oder wann immer Sie wollen, wieder vor und lesen Sie es durch. Verstehen Sie Zusammenhänge? Haben Sie das Bedürfnis, weiterzuschreiben? Dann tun Sie es, doch wieder in begrenzter Zeit. Scheuen Sie sich auch nicht, mit anderen darüber zu reden, wenn Sie selbst nicht weiterkommen.
Diese Übung können Sie dann einsetzen, wenn Sie sich über bestimmte Dinge klar werden und wenn Sie Ihre wahren Gefühle zu einer Sache klären wollen und was sie bedeuten. Wollen Sie ein emotionales Problem lösen, sammeln Sie dazu Ideen, Gedanken, Bilder. Erschließen Sie sich neue Lösungswege oder decken Sie alte Muster auf.
Diese Technik ist übrigens auch gut zum Tagebuchschreiben geeignet.

Das Prinzip der freien Assoziation

Sie erinnern sich, Sigmund Freud hat diese Technik ins Leben gerufen. Sie ähnelt in gewisser Weise dem Freewriting, denn auch hier sollen die Gedanken freien Lauf bekommen.

Das Prinzip der freien Assoziation wird auch gerne in der Gesprächspsychotherapie angewendet, wenn die Betroffenen Schwierigkeiten haben, sich der Ursache eines Problems zu nähern. Anhand der freien Assoziation nennt man alles, was einem dazu in den Sinn kommt, um irgendwann wieder bei dem Thema bzw. seiner eigentlichen Ursache anzukommen. Der Therapeut ist dabei derjenige, der Fragen stellt und sie in die richtige Richtung lenkt.

Im Gegensatz zum Freewriting sind beim freien Assoziieren die Gefühle nicht so sehr angesprochen. Es geht vielmehr darum, dass Sie sich erst einmal mit einem Themenkomplex beschäftigen, ihn ordnen und dann assoziieren, was er für Sie bedeuten kann. Wie stehe ich eigentlich dazu, dass meine Tochter diesen XY heiraten will? Was halte ich davon, dass mein Partner für ein Jahr im Ausland arbeiten will? Soll ich mich der XY-Partei anschließen? Wie kann ich mehr Umweltschutz praktizieren? Diese oder andere Fragen könnten der Ausgangspunkt der freien Assoziationskette sein, die Sie aufschreiben.

Beim freien Assoziieren geht es weniger um Gefühle als um Themenkomplexe.

Konkret heißt das: Stellen Sie sich auf das Thema ein, das Sie bearbeiten möchten. Schreiben Sie die Fragestellung oder auch nur das Thema auf das Papier. Um die Sache schreibend ins Rollen zu bringen, notieren Sie sich vielleicht einen Standpunkt dazu, den Sie einmal gehört haben oder den Sie für besonders bedenklich halten. Dann setzen

Sie sich damit auseinander. Beim Argumentieren gegen einen Widerstand wird der eigene Standpunkt deutlicher.
Das Schöne an dieser Methode ist, dass Sie auf dem Papier verschiedene Blickwinkel einnehmen und unterschiedliche Situationen durchspielen können – ohne dass sich daraus Folgen ergeben, außer für Ihre Betrachtungsweise. Sie können ganz neue Ideen ausleben oder Vorteile der alten erwägen, Sie können flexibel sein oder unflexibel, tolerant oder intolerant, Hass aussprechen oder Gnade walten lassen. Was auch immer Sie in Ihrer Entscheidungsfindung unterstützen kann, Sie können es dem Papier anvertrauen. Und am Ende werden Sie als letzten Satz Ihre klare Auffassung dazu stehen haben.

Das Schöne dabei: Sie können verschiedene Blickwinkel einnehmen und Situationen durchspielen.

Diese Übung lässt sich im Übrigen auch gut erweitern und als Gespräch mit sich selbst führen (siehe auch Abschnitt „Zwiegespräche mit sich und anderen").
Nehmen Sie beim Schreiben die Haltung eines unabhängigen Betrachters ein und beurteilen Sie Ihre Meinung von dieser Warte aus. Dann antworten Sie und so weiter.
Darüber hinaus können Sie diese Übung mithilfe von Mindmapping und Clusterbildung ergänzen. Schreiben Sie dazu ein Wort, das das Thema besonders bezeichnet, in die Mitte des Papiers – man nennt es auch das Kernwort. Und nun knüpfen Sie Ihre Assoziationsketten netzförmig darum herum, am besten in der Reihenfolge, in der sie Ihnen in

den Sinn kommen. Verknüpfen Sie die Ketten, wo es zwischen ihnen Verbindungen gibt.
So grafisch dargestellt, werden Sinnzusammenhänge zwischen einzelnen Assoziationen deutlicher, die Ihnen vorher vielleicht gar nicht bewusst waren. Und Sie können jederzeit wieder betrachtet und erneut bearbeitet bzw. fortgeführt werden. Möglicherweise treten beim Clustern und Mappen andere Themen in den Vordergrund, die ebenfalls nach Aufklärung drängen.

Tagträume: Eintauchen in eine Welt der Fantasie

Dies ist eine Übung zum Träumen. Gefragt sind dabei Ihre Fantasie und Vorstellungskraft. Da wir beide in den letzten Übungen ja schon gebraucht haben, um innere Bilder zu aktivieren, sind diese jetzt so richtig warmgelaufen. Daher dürfte es kein Problem sein, sich mit ihrer Hilfe in eine Traumwelt hineinzufantasieren und ein wenig darin aufzuhalten.
Sicher hängen Sie wie alle Menschen zuweilen Tagträumen nach. In ihnen können wir uns Wünsche erfüllen, fremde Menschen kennenlernen, in ferne Welten reisen, Dinge tun, die wir in der Realität niemals tun würden oder könnten, aus welchen Gründen auch immer. Nichts anderes vollzieht sich übrigens in den neu geschaffenen Cyber-

welten im Internet. Sie ermöglichen es, ein Leben als eine ganz andere Person zu führen und dieses ständig zu erweitern, mit Heldentaten und (Liebes-)Abenteuern auszufüllen. Immer wissen, was zu tun ist, immer erfolgreich, immer stark und mutig sein, vom Traummann, von der Traumfrau geliebt werden – wer träumt nicht davon?

Tagträume sind wie virtuelle Welten wichtig, um den Alltagsfrust einmal hinter sich zu lassen oder sich vorzustellen, das Leben würde anders verlaufen, als es das gerade tut. Man müsste nicht täglich ins Büro, sondern könnte sich beispielsweise auf seinen Landsitz inmitten eines romantischen Parks mit Rosenbüschen und Windspielen zurückziehen und dort das Leben genießen. Geld spielt keine Rolle. – Dafür haben wir unsere Fantasie, dass wir mit ihr fliegen, übers Wasser laufen und zu den Sternen reisen können. Die Gefahr bei solchen Traumreisen liegt darin, dass manch einer, der psychisch labil ist, daraus nicht mehr auftaucht, sondern Fiktion und Wirklichkeit verwechselt. Doch wird das durch diese Übung sicher nicht ausgelöst – seien Sie ganz unbesorgt.

Mit unserer Fantasie können wir fliegen, übers Wasser laufen, zu den Sternen reisen.

Suchen Sie sich ein schönes Plätzchen in der Wohnung oder im Garten, auf dem Balkon, im Park, wo immer Sie wollen – wenn Sie das nicht ohnehin schon getan haben.

Schließen Sie die Augen und stellen Sie sich Ihren Wunschtraum vor, fantasieren Sie Ihren Lieblingsplatz herbei – die

Trauminsel mit weißem Sandstrand, die abgelegene Berghütte, die Hängematte am Ende der Welt. Bleiben Sie eine Weile bei den inneren Bildern und versuchen Sie, sich ganz intensiv in diese Situation zu begeben. Vielleicht passiert an diesem Ort gerade etwas Schönes, an dem Sie beteiligt sind? Sehen Sie die Szene vor Ihrem inneren Auge? Was geschieht, wer sind die handelnden Personen?

Nun öffnen Sie die Augen wieder. Erinnern Sie sich an das eben Gesehene und beschreiben Sie es.

Beschreiben Sie den Wunschort! Wie sieht er aus, wie die Umgebung, die Landschaft, das Meer, die Berge, der Himmel? Können Sie Geräusche hören? Wenn ja, welche? Was riechen, schmecken Sie? Fühlen Sie den Wind auf Ihrer Haut oder wie er Ihnen durchs Haar streift? Beschreiben Sie dieses Gefühl. Beschreiben Sie, wo Sie sich an diesem Ort aufhalten. Sind Sie mittendrin oder nur als Beobachter unterwegs? Welche Menschen/Tiere sind noch an diesem Ort? Oder sind Sie allein? Wenn sich etwas ereignet hat in Ihrem Tagtraum, beschreiben Sie diese Szene, so gut Sie können.

Diese Übung ist wunderschön, denn man kann sie beliebig fortsetzen. Jeden Tag können Sie die Beschreibung oder die Geschichte weiterführen. Sie können neue Menschen auftreten lassen und mit ihnen spannende Gespräche führen. Sie können sich an neue Orte versetzen. Der Fantasie sind dabei keine Grenzen gesetzt.

Aus manch einer Tagtraumreise wurde ein Bestseller.

Und jedes Mal, wenn Sie den Stift beiseitelegen und aus Ihrem Tagtraum wieder auftauchen, sollten Sie sich entspannt und gut fühlen, wie nach einer wohltuenden Seelenmassage. Nutzen Sie diese Übung, um für Augenblicke aus dem Alltag zu entfliehen und neue Kräfte zu sammeln. Und übrigens – aus vielen Tagtraumreisen sind schon Bestseller geworden!

Die Kraft der positiven Affirmation

Was allerdings nach solchen Übungen eintreten kann, ist, dass das, was Sie sich vorstellen, vielleicht doch eines Tages in irgendeiner Weise eintritt. Man nennt dies die Kraft der positiven Affirmation. Sie funktioniert wie eine Art Selbsthypnose. Wenn man sich lange genug gewisse Sätze vorsagt und bestimmte Situationen vorstellt, programmiert man das Innere darauf und es wird alles tun, damit das Vorgestellte auch eintritt.

Die Engländer sprechen von Selffulfilling Prophecy (sich selbst erfüllende Voraussage). Sie wissen, was ich meine: Sie gehen morgens aus dem Haus und sagen sich: „Ich fühle mich nicht gut. Sicher werde ich krank!“ Und schon am Abend liegen Sie mit Fieber und Erkältung im Bett. – Manchmal nimmt einen das Unbewusste eben ernster, als einem lieb ist! – Oder Sie sagen sich vor der Präsentation im Büro: „Das schaffe ich, denn ich bin gut vorbereitet und stehe voll und ganz hinter dem Projekt.“ Was meinen Sie, was passiert? Richtig – Sie schaffen es!

Natürlich wollen wir nicht daran arbeiten, dass sich negative Voraussagen erfüllen, wie im ersten Beispiel. Es geht vielmehr darum, die Macht der positiven Gedanken zu stärken. Dabei ist jedoch wichtig, dass Sie Ihre Gedanken immer positiv formulieren, denn das Unbewusste kennt keine Verneinung. Wenn Sie also sagen „Ich werde nicht krank", heißt das für Ihr Unbewusstes: „Ich werde krank." Sagen Sie daher besser: „Ich bleibe gesund!" Und so wird es sein.

Formulieren Sie stets positiv: „Ich bleibe gesund" statt „Ich werde nicht krank."

Aber zurück zur Übung. Diese positiven Affirmationen können Sie aufschreiben. Nehmen Sie kleine Kärtchen, am besten Karteikarten, und schreiben Sie auf jede eine positive Affirmation:

- Ich bin zufrieden mit mir, so wie ich bin. Ich bin ein wertvoller Mensch.
- Morgen tue ich mir etwas Gutes und kaufe die Schuhe, die ich schon lange haben will.
- Schicksalsschläge erschüttern mich nicht, sie machen mich stärker.
- Bald lerne ich den Menschen kennen, der zu mir passt.
- Meine Arbeit füllt mich aus und macht mir Spaß.
- Ich genieße mein Leben und bin dankbar für jeden Tag.

So oder ähnlich können Sie Ihre positiven Affirmationen formulieren, egal ob banal oder lebensklug. Die Karten bewahren Sie so auf, dass Sie sie täglich vor Augen haben.

Kleben Sie sie an den Kühlschrank, stecken Sie sie in die Brieftasche oder heften Sie sie von innen an die Badezimmertür. Unweigerlich fällt Ihr Blick jeden Tag darauf – und fast wie von selbst wird sich die Affirmation in Ihr Unterbewusstsein eingraben und von dort aus dafür sorgen, dass sie in Erfüllung geht.

Sorgen Sie dafür, dass Sie die positiven Affirmationen täglich vor Augen haben.

Fantasiereisen: Reisen im Geiste

Wenn Sie regelmäßig Entspannungstechniken wie Yoga oder autogenes Training praktizieren, haben Sie auch sicherlich schon einmal eine Fantasiereise mitgemacht. Anders als beim Tagträumen wird bei der Fantasiereise meist von außen eine bestimmte Handlungsweise vorgegeben. Die Zuhörer hören mit geschlossenen Augen zu und versuchen sich so weit wie möglich auf die Geschichte einzulassen. Vor dem Beginn der Reise sollte man bequem sitzen oder liegen und ganz entspannt sein, sich also schwer, warm, ruhig und ganz entspannt fühlen. Sinn der Reise ist es in erster Linie, dabei Entspannung zu erleben und sich einen inneren Kraftort zu schaffen, an den man jederzeit zurückkehren kann. Und jeder wird die Reise etwas unterschiedlich erleben. Bei manchen Menschen geschieht es auch,

Man schafft sich einen inneren Kraftort, an den man jederzeit zurückkehren kann.

dass sie sich plötzlich in einer ganz anderen Umgebung wiederfinden, als es die Reisebeschreibung vorgibt. Ist von einer Wiese die Rede, mögen einige vielleicht den Wald lieber, und umgekehrt.

Man kann eine solche Fantasiereise auch damit verbinden, eine weise Frau, einen weisen Mann zu treffen und ihr/ihm eine Frage zu stellen, auf die man allein keine Antwort findet. Bei diesen Weisen handelt es sich um eigene innere Instanzen, die dabei aktiviert werden. Insofern besteht zwar für jeden die gleiche Ausgangssituation, doch die Reise kann sich bei jedem anders entwickeln, je nachdem, was die Weisen vorgeben. Aber, wie gesagt, das muss nicht sein.

Hier wollen wir diese Reise mit dem Schreiben verbinden. Das heißt, wenn Sie von der Fantasiereise zurückgekehrt sind, wenn Sie womöglich Fragen gestellt haben, schreiben Sie hinterher so präzise wie möglich auf, was Sie erlebt haben. Wie haben Sie sich am Anfang der Reise gefühlt, wie mittendrin, wie am Ende? Haben Sie einen Weisen getroffen? Wie sah er oder sie aus? Wo war das, auf einer Wiese, in einer Höhle, vielleicht sogar unter Wasser? Schreiben Sie auch auf, welches Ihre Frage war und wie die Antwort lautete.

Schreiben Sie genau auf, was Sie erlebt haben. Hat Ihnen ein Weiser geholfen, eine Antwort zu finden?

Wochen später schauen Sie nach. Haben Sie die Antwort befolgt? Was geschah? Konnten Sie das Problem lösen oder tauchte ein neues auf? Brauchen Sie vielleicht erneut den Rat eines Weisen?

Kommen Sie mit auf eine Fantasiereise

Hier kommt eine kleine Fantasiereise, auf die Sie sich begeben können und sehen, was mit Ihnen geschieht. Sie können den Text auf Kassette oder CD sprechen und abspielen lassen oder jemanden bitten, ihn Ihnen vorzulesen. Oder Sie schicken sich selbst auf die Reise, indem Sie sich die Handlung vor Ihrem inneren Auge vorstellen.
Machen Sie es sich bequem, setzen oder legen Sie sich (legen ist besser) und schließen Sie die Augen. Spüren Sie, wie Arme und Beine, wie Ihr ganzer Körper schwer wird. Atmen Sie ruhig und gleichmäßig. Versuchen Sie mit jedem Atemzug entspannter und ruhiger zu werden. Mit jeder Einatmung nehmen Sie Entspannung in Ihrem Körper auf und geben mit der Ausatmung Anspannung nach außen ab. Atmen Sie so bewusst, bis Sie sich ganz entspannt fühlen. Sie sind nun ganz ruhig und völlig konzentriert auf die folgenden Worte.

Stellen Sie sich einen wunderschönen Ort vor, nehmen wir eine grüne Wiese voller duftender Blumen und frischem Gras. Es ist ein wunderschöner, heller und sonniger Tag. Der Himmel ist blau, kleine Schäfchenwolken ziehen an ihm entlang. Vielleicht ist diese Wiese auch eine Lichtung inmitten eines Waldes.

Laufen Sie auf dieser Wiese herum. Sie sind barfuß und spüren das Gras unter Ihren Füßen. Sie spüren die Wärme der Sonne auf der Haut, einen leichten Wind in den Haaren. Sie hören die Vögel zwitschern, sehen Schmetterlinge in der warmen Luft herumflattern. Bienen summen leise und monoton, von Blüte zu Blüte fliegend und Nektar sammelnd. Sie riechen den Duft der Blumen, des frischen Grases und saugen ihn tief in sich ein.

Schauen Sie sich um. Ist in der Nähe ein Wald? Vielleicht führt ein Weg über die Wiese zu einem Wäldchen ganz in der Nähe. Gehen Sie diesen Weg entlang. Gehen Sie, bis Sie an den Rand des Waldes kommen. Nun schauen Sie sich um, wie sieht der Wald aus? Ist er dunkel und angsteinflößend? Vielleicht ist er aber auch einladend, hell und erfrischend kühl. Zwischen den Bäumen tanzen Sonnenflecken auf dem Waldboden.

Fühlen Sie sich wohl im Wald oder eher nicht? Betreten Sie den Wald, wenn Sie möchten, und durchqueren Sie ihn. Fürchten Sie sich jedoch, müssen Sie nicht hindurch. Es führt auch ein Weg am Waldrand entlang. Benutzen Sie diesen.

Am Waldrand wartet jemand auf Sie. Es ist ein Vertrauter, ein Mann, eine Frau, ein Tier oder gar ein Mensch mit einem Tier. Ist es so, dann vertrauen Sie sich diesem Wesen an, es führt Sie sicher durch den Wald und zeigt Ihnen den Weg hinaus. Sie fühlen sich warm und geborgen, atmen tief und ruhig die klare Waldluft ein und aus und spüren den weichen Waldboden, der unter Ihren Füßen sanft nachgibt.

Am Ende des Waldes hören Sie in der Ferne ein leises Plätschern. Bald wird das Plätschern lauter und Sie sehen, wie reines, klares Wasser über die glatten Steine in einem Flussbett fließt. Sie haben einen Fluss erreicht. Schon auf dem Weg zum Fluss, aber auch hier direkt am Wasser gibt es allerhand zu riechen, hören, schmecken und fühlen. Wie fühlt sich das Wasser an? Nehmen Sie einen Kieselstein in die Hand, wie fühlt er sich an? Sind Vögel zu hören? Sind es andere als auf der Wiese? Wie sehen die Vögel aus? Sehen Sie Fische im Wasser? Wie fühlen Sie sich an diesem Ort, was spüren Sie?

Schauen Sie sich weiter um. Nun erst sehen Sie am Rande des Flusses ein Ruderboot liegen. Gehen Sie zu dem Boot und setzen Sie sich hinein. Rudern Sie los. Wo wollen Sie hin? Ans andere Ufer? Oder gibt es eine Insel im Fluss, die Sie ansteuern? Oder lassen Sie sich mit Ihrem Ruderboot einfach den Fluss entlang treiben? Ihr Begleiter lässt Ihnen die freie Wahl, denn er bleibt am Flussufer zurück.

Sie besteigen das Boot und fühlen das kräftige Holz, aus dem es gebaut ist. Es ist absolut stabil. Sie setzen sich in die Mitte auf eine kleine hölzerne Bank und fühlen sich sicher und geborgen in diesem Boot. Sie nehmen die beiden Ruder in die Hände und bewegen sie gleichmäßig im Takt. So rudern Sie mit dem Boot vorbei an Wiesen, Feldern, Bäumen. Sie sehen bunte Blumen, Tiere, die auf den Wiesen grasen, vielleicht Menschen, die in der Ferne spazieren gehen.

Für einen Moment lassen Sie die Ruder ruhen und spüren ganz dem Schaukeln des Bootes auf dem Wasser nach, Sie lauschen dem Rauschen des Wassers, dem Singen der Vögel, den Geräuschen des Windes. Sie sehen den Himmel über sich, der sich schützend über alles breitet. Während Sie so die Landschaft um sich herum betrachten, haben Sie das Gefühl, dass all Ihre Sorgen aus Ihnen heraustreten und mit dem Wind und den Wolken davongetragen werden. Sie fühlen sich frei von allen Sorgen. Das ist ein wunderschönes Gefühl, das Sie festhalten wollen.

Plötzlich sehen Sie den Eingang einer Höhle. Diese Höhle interessiert Sie, sie zieht Sie magisch an. Sie rudern zum Ufer, an dem sich die Höhle befindet. Sie verlassen das Boot und befestigen es am Ufer. Langsam gehen Sie auf die Höhle zu. Diese Höhle sieht einladend aus. Sie ist mit dichtem Moos bewachsen, auf dem kleine gelbe Blumen wachsen und Käfer herumkrabbeln. Über die Höhle wölbt sich ein Baum, dessen weit ausladende Äste Schatten spenden und große Ruhe und Kraft ausstrahlen. Nun sehen Sie hinein. Können Sie etwas erkennen? Es ist dämmrig in der Höhle, doch in der Ferne meinen Sie einen Lichtschein zu sehen, ein Flackern wie von einem Feuer. Sie betreten die Höhle und befinden sich auf einem schmalen Weg.

Sie folgen diesem Weg weiter in die Höhle hinein. Nur langsam kommen Sie voran, weil Sie nicht gut sehen können. Doch etwas zieht Sie in eine Richtung. Es führt Sie sicher weiter. Sie durchqueren kleinere Räume, doch der Weg führt Sie immer weiter in Richtung des Feuerscheins. Endlich gelangen Sie in einen großen Raum, der gar nicht mehr dunkel ist, sondern hell und in einem geheimnisvollen Licht erstrahlt.

In der Mitte des Raumes flackert ein kleines Feuer und an diesem Feuer sitzt der- oder diejenige, der oder die Sie zuvor eingeladen hat, ihm oder ihr zu folgen. Sie werden herangewinkt und nähern sich dem Feuer. Es ist warm und gemütlich dort und Sie setzen sich der Person gegenüber. Sie fühlen sich ausgesprochen wohl und wissen, hier kann Ihnen nichts passieren.

Nun fragen Sie, wer die Person ist. Ist sie Ihr weiser Mann, Ihre weise Frau? Ja? Gut, dann fragen Sie, ob er oder sie Ihnen nun immer in schwierigen Situationen zur Seite steht. Sicherlich wird auch hier ein Ja kommen. Wenn nicht, erfragen Sie den Grund.

Wenn Sie eine Frage haben, die Sie beschäftigt, von deren Antwort Sie sich Hilfe für Ihr weiteres Leben erwarten, bitten Sie die Person, sie Ihnen zu beantworten. Diese Frage sollte jetzt jedoch so gestellt werden, dass sie nicht mit Ja oder Nein beantwortet werden kann. Fragen Sie zum Beispiel, was Sie daran hindert, das Rauchen aufzugeben. Fragen Sie die Person und warten Sie, was passiert.
Bekommen Sie eine Antwort? Oder bleibt die Person stumm? Wenn Sie eine Antwort bekommen – sind Sie damit zufrieden? Wollen Sie noch mehr wissen, so fragen Sie. Sie werden sehen, ob Sie weitere Antworten bekommen. Vielleicht stellt die Person Ihnen auch eine Aufgabe, die Sie erfüllen sollen. Oder stellt Ihnen ihrerseits eine Frage. Oder Sie sehen plötzlich Bilder, die Ihnen die Richtung weisen, ohne dass die Person etwas gesagt hat.
Wie auch immer, am Ende des Gesprächs bedanken Sie sich bei dem Weisen. Sie verlassen die Höhle, wie Sie gekommen sind, und fahren mit dem Boot zurück, gehen durch den Wald, über die Wiese nach Hause. Dort angekommen, fühlen Sie sich erleichtert, erfrischt, erholt und gestärkt. Sie haben einen Teil in sich aktiviert, der Sie immer begleitet und Ihnen Kraft und Sicherheit gibt und hilft, jedes Problem zu lösen. Und Sie haben die Gewissheit, jederzeit an diesen Ort zurückkehren zu können, wann immer Sie wollen, um zu entspannen und alle Sorgen loszulassen. Nur mithilfe Ihrer Gedanken. Ist das nicht ein schönes Gefühl? Sie sind reich!

In wenigen Fällen kann es sein, dass Sie keine Antworten von dieser Person bekommen, dass sich nichts tut. Dann ist dieser Teil noch nicht bereit, mit Ihnen zu kommunizieren, er wird von etwas blockiert. Wovon, müssen Sie auf andere Weise herausfinden, etwa in Zusammenarbeit mit einem professionellen Therapeuten.

Nach dieser kleinen Fantasiereise greifen Sie bitte wieder zu Stift und Papier und schreiben auf, was sich in Ihnen verändert hat. Wie fühlten Sie sich vor der Reise, wie ging es Ihnen danach? Wie empfanden Sie die Reise an sich? Haben Sie eine Frage gestellt und wie lautete die Antwort? Was sagt Ihnen diese Antwort? Welche Gefühle löst sie in Ihnen aus? Was werden Sie mit ihr anfangen? Schreiben Sie auf, was Ihnen noch einfällt nach dieser Reise – und wiederholen Sie sie, so oft Sie wollen. Sie können übrigens dieselbe Frage auch während verschiedener Fantasiereisen mehrmals stellen, wenn die Antwort für Sie nicht zufriedenstellend ist.

Schreiben Sie nach der Fantasiereise auf, was sich in Ihnen verändert hat.

Der Sinn dieser Übung ist es, schreibend zu beobachten, was passiert. Lesen Sie die Aufzeichnungen nach mehreren Reisen durch. Können Sie eine Entwicklung erkennen? Gehen Sie jetzt mit bestimmten Dingen anders um? Sind Sie gelassener geworden, selbstsicherer? Hat sich womöglich Ihr ganzes Leben verändert? Schreiben Sie auch das auf.

Meditatives Schreiben

Um das meditative Schreiben zu erfahren und ausführen zu können, sollten Sie ganz entspannt sein. Wenn Sie eine Entspannungsmethode wie autogenes Training oder Yoga beherrschen, versetzen Sie sich damit in Entspannung oder führen Sie eine der Atemtechniken durch (siehe Kapitel „Bewusst entspannen“), um sich in einen meditativen Zustand, eine leichte Trance zu versetzen.
Nehmen Sie sich Zeit und Raum, suchen Sie sich einen schönen Ort und nehmen Sie Papier und Bleistift zur Hand. Entspannen Sie sich. Werden Sie ruhig, schwer, warm. Spüren Sie in sich hinein, zu Ihren Gedanken. Schreiben Sie Gedanken auf, die Ihnen durch den Kopf gehen. Wenn keine Gedanken mehr kommen, legen Sie den Stift zur Seite oder machen Sie ein Zeichen aufs Papier, etwa einen Strich. Die nächsten Gedanken schreiben Sie wieder auf, dann machen Sie wieder einen Strich und so weiter. Am Ende können Sie den Verlauf Ihrer Gedanken und den der Unterbrechungen auf dem Papier verfolgen. Können Sie ein Muster, ein System erkennen?

Zwiegespräche mit sich und anderen

Ein Zwiegespräch ist ein Dialog, den man normalerweise nur mit anderen führt. Es ist ein Austausch von Gedanken, Argumenten, Standpunkten und auch Gefühlen, ein Ping-

pongspiel, bei dem man Meinungen hin- und herschiebt und am Ende zu einem Ergebnis kommt oder auch nicht. Bestenfalls schafft man es, das Gegenüber von der eigenen Meinung zu überzeugen und umgekehrt, und dabei auch mehr über den Gesprächspartner zu erfahren.
Vor allem, wenn es um eine bestimmte Sache oder Begebenheit geht, eignet sich so ein Dialog gut, um sich selbst besser zu verstehen – auch wenn das jetzt ein bisschen merkwürdig klingt. Da man sich auf einer sicheren Ebene befindet, eben auf dem Papier, kann man mit den Argumenten, Sichtweisen und Gefühlen ein bisschen spielen und ausprobieren, was sie bewirken. Man kann ungewöhnliche Zusammenhänge herstellen, wieder verwerfen und neu zusammensetzen. Ganz nebenbei lernt man, unterschiedliche Standpunkte einzunehmen und argumentativ zu unterstützen, und vor allem lernt man verschiedene Sichtweisen kennen. Nicht zuletzt wird dadurch auch das Einfühlungsvermögen, die Empathie, geschult. Am Ende hat man ein verändertes Bild eines Menschen, auch von sich selbst, vor Augen. Sind Sie nicht auch gespannt auf die Teile in sich, die Sie noch nicht oder nicht so gut kennen?

Im Dialog lernt man sich selbst besser verstehen.

Gespräch mit dem Alter Ego

Im ersten Teil dieser Übung geht es um ein Gespräch mit sich selbst, mit Ihrem anderen Ich. Hier führen Sie das

Gespräch mit sich als Gegenüber, und zwar schriftlich. Im Unterschied zu einem Brief, der den Adressaten vielleicht erreicht, aber keine Antwort garantiert, werden Sie bei Ihrem inneren Dialog Antworten erhalten. Wahrscheinlich fragen Sie sich: Wie soll das gehen, mit sich selbst einen Dialog führen? Man kennt doch den eigenen Standpunkt schon im Voraus.

Eben nicht, zumindest nicht in vollem Umfang. Es gibt Teile in Ihnen, die Sie noch nicht kennen oder noch nicht so gut. Teile, die Sie selbst möglicherweise gar nicht verstehen. Das merken Sie immer dann, wenn Ihr Kopf etwas anderes will als Ihr Bauch. Diese Übung soll dazu dienen, herauszufinden, warum es so ist, und sich mit diesen Teilen auseinanderzusetzen. Stellen Sie Ihrem inneren unverstandenen Teil (es könnte zum Beispiel auch der viel zitierte innere Schweinehund sein) Fragen und seien Sie gespannt auf die Antworten!

Stellen Sie Ihrem anderen Ich Fragen und seien Sie gespannt auf seine Antworten!

Ausgangspunkt ist ein Thema, eine Frage, die Ihnen wichtig ist und bei der Sie bisher zu keiner eindeutigen Antwort gekommen sind. Immer wenn Sie meinen, jetzt haben Sie es, kommt eine kleine Stimme aus dem Off, die ein neues Gegenargument auf Lager hat. Auch bestimmte Situationen, in denen Sie sich plötzlich unwohl, hilflos oder aggressiv fühlen, können Sie zum Anlass für ein klärendes Gespräch mit sich selbst nehmen: Warum ist das so?

Schreiben Sie Ihre Frage auf ein Blatt Papier. Nun stellen Sie sich den inneren Teil vor und auf ihn ein. Warten Sie ab, welche Antwort Ihnen spontan in den Sinn kommt.
Schreiben Sie diese Antwort unter Ihre Frage – egal, wie sie ausgefallen ist, ob Sie Ihnen gefällt oder nicht.
Nun beginnt der Dialog. Schreiben Sie Ihre Gegenargumente auf. Aber nicht im Sinne von Konfrontation – so kommen Sie nicht weit –, sondern im Sinne von Verständnis. Fragen Sie nach, lieber einmal mehr als zu wenig: „Stimmt es, dass …“, „Bist du sicher?“ Hier ein paar Beispiele:

„Sag mal, hast du eine Ahnung, was mit Paul los ist? Er meldet sich nicht mehr, obwohl er weiß, dass es mir nach der Trennung schlecht geht.“

„Er hat eben was Besseres vor, als ständig dein Jammern zu hören.“

„Paul ist immer noch mein bester Freund. Das ist doch der Sinn von Freundschaft, dass man auch in schlechten Zeiten zueinanderhält.“

„Ach ja, bist du sicher? Warst du ihm denn immer ein guter Freund?“

„Ich denke schon. Oder etwa nicht?“

„Und was ist damit, dass du ihm vor vier Wochen abgesagt hast, weil du unbedingt segeln gehen musstest, obwohl du ihm eigentlich beim Umzug helfen wolltest?“

„Du hast recht. Aber schließlich hat mich der Chef dazu eingeladen. Da kann ich doch nicht einfach …“

„Doch – du hättest absagen können, schließlich ist Paul dein Freund. Aber vielleicht ist ja für dich Freundschaft nur in schönen Zeiten wichtig und wenn es dir in den Kram passt."

„Nein, stimmt nicht."

„So, und wieso meinst du das?"

„Weil ich nicht will, dass es so ist."

„Und warum willst du das nicht?"

„Weil wir damals in der Schule Blutsbrüderschaft geschlossen und uns geschworen haben, uns immer gegenseitig zu unterstützen. Und weil ich nicht will, dass meine Freunde so mit mir umgehen."

„Okay, dann musst du das zugeben und auch dazu stehen."

„Ja, schon, aber wie soll ich ihm das zeigen?"

„Ganz einfach, geh zu ihm und entschuldige dich."

„Das ist mir peinlich."

„Da musst du jetzt aber durch, wenn dir die Freundschaft wichtig ist. Denk an euer Versprechen und daran, dass ich ja auch noch da bin. Ich werde dich schon unterstützen, denn schließlich haben wir ja auch so was wie Blutsbrüderschaft."

„Ja, wirklich?"

„Ja!"

„Ich bin froh, dass wir das besprochen haben und dass ich dich jetzt besser kenne. Du bist ja auch mein Freund. Hätte ich nie gedacht."

„Prima. Bis dann!"

So oder so ähnlich könnte sich ein innerer Dialog zwischen Ihnen und Ihrem Alter Ego entspannen. Oder auch so:

„Warum kriege ich nur immer so ein flaues Gefühl im Magen und beginne zu stottern, wenn ich einen Mann ansprechen will, der mir gefällt? Hallo, du da, hörst du mich?“

„Ja.“

„Und, was soll ich tun? Eigentlich bin ich doch sonst ganz schlagfertig.“

„Stimmt.“

„Gut, wenn du das auch denkst, warum lässt du dann zu, dass ich stottere?“

„Wieso nicht, das ist doch süß, besser als stundenlang drauflosplappern und sich um Kopf und Kragen reden.“

„Meinst du?“

„Ja.“

„Aber ich will das nicht. Ich bin eine selbstbewusste Frau, die es nicht nötig hat zu stottern.“

„Okay, das stimmt, aber Männer finden das vielleicht trotzdem süß.“

„Aber ich will nicht süß gefunden, sondern ernst genommen werden! Also schlag was Besseres vor.“

„Okay, denk beim nächsten Mann einfach genau an das, was du eben gesagt hast. Sei einfach du. Ich bin bei dir, ich erinnere dich daran und helfe dir dabei, nicht zu stottern.“

„Super, das mache ich. Ich danke dir.“

„Alles klar. Bis später.“

Genauso gut können Sie Ihren inneren Schweinehund natürlich davon überzeugen, dass es für Ihrer beider Gesundheit wichtig ist, dass Sie täglich Sport treiben, aufhören zu rauchen, weniger trinken und mit dem Fahrrad zur Arbeit fahren – obwohl er das sicherlich für völlig unnötig und übertrieben hält!

Gespräch mit anderen

Diese Übung können Sie auch für ein Gespräch mit einem fremden Gesprächspartner nutzen. Der Sinn der Übung ist in allererster Linie der, dass Sie lernen, sich in andere hineinzuversetzen, und deren Argumentationsweisen nachvollziehen können. Und auch hier wächst das Einfühlungsvermögen. Außerdem lernen Sie beim schriftlichen, fiktiven Gespräch mit einer anderen Person sehr viel über sich selbst.

Hier lernen Sie, sich in andere hineinzuversetzen.

Schreiben Sie eine Frage auf, die Sie jemandem aus Ihrer Verwandtschaft, Ihrem Bekannten- oder Freundeskreis schon immer einmal stellen wollten.

Nun schreiben Sie die Antwort auf, von der Sie meinen, dass derjenige sie geben würde. Wichtig ist nicht, welche Antwort er auf die Frage erwartet, sondern die, die Sie ihm zutrauen, so wie Sie ihn einschätzen. Vielleicht haben Sie einmal Gelegenheit, ihm diese Frage tatsächlich zu stellen ... Haben Sie ihn richtig eingeschätzt? Die Übung hilft, starre Denkmuster und manchmal intolerantes Verhalten bei sich selbst zu erkennen und aufzubrechen, wenn man feststellen muss, dass andere Menschen nicht so sind, wie man sie gerne hätte.

Solch einen Dialog können Sie auch fiktiv mit Ihrem Partner oder Ihrer Partnerin führen. Etwa zu einer Entscheidung, mit der Sie selbst noch nicht im Reinen sind und sie oder ihn noch nicht behelligen wollen. Was meinen Sie, wie Ihre Partnerin, Ihr Partner in einer bestimmten Situation reagieren würde? Wie gut kennen Sie sie/ihn wirklich? Dieses Spiel ist bekannt aus Funk und Fernsehen und sorgt immer wieder für Überraschungen, bei allen Beteiligten. Doch es hat durchaus einen ernsten Hintergrund, zu erfahren, wie der Partner wirklich denkt. Womöglich schätzen Sie ihn falsch ein, womöglich kennen Sie ihn gar nicht wirklich.

Womöglich kennen Sie Ihren Partner gar nicht wirklich, schätzen ihn völlig falsch ein.

Briefe schreiben an Lebende und Tote

In Zeiten von E-Mail-Kontakten ist das Briefeschreiben auf realem Papier mit einem realen Stift etwas in Vergessenheit geraten. Doch kommt es bei dieser Übung nicht darauf an, einen Brief auf Papier zu schreiben, sondern jemandem etwas mitzuteilen, was man schon lange einmal loswerden wollte, aber eben ohne dass er es je erfährt. Manche Umstände belasten einen so lange, bis man sie auf irgendeine Weise losgeworden ist. Hier hilft das Schreiben.

Sie können Briefe an lebende und an tote Personen schreiben. Sie können auch einen Brief an sich selbst schreiben: „Was ich dir schon immer einmal sagen wollte …“

Gerade im Bereich der Trauerarbeit ist das Briefeschreiben ein gutes Mittel, um sich von einem Verstorbenen zu verabschieden. Zu Lebzeiten gab es vielleicht nie die passende Gelegenheit oder die Dinge durften nicht angesprochen werden, und dennoch arbeiten sie in einem fort. Wenn derjenige – oft Vater, Mutter oder Großeltern – nun plötzlich gestorben ist, scheint die Möglichkeit endgültig vergeben, ihm das zu sagen, was man ihm doch eigentlich immer mal sagen wollte. Hier hilft es, einen Brief zu schreiben.

Ein Brief kann helfen, Trennung, Verlust und Trauer zu verarbeiten.

Auch um schmerzliche Trennungen und Verluste zu verarbeiten, sind Briefe hilfreich, die man nicht abschickt oder aber veröffentlicht. Die italienische Journalistin und Schriftstellerin Oriana Fallaci etwa schrieb an ihr Kind, das tot zur Welt kam, einen „Brief an ein nie geborenes Kind“.

Schreiben Sie, wem immer Sie etwas sagen wollen. Dass Sie Ihren Vater lieben, obwohl Sie es ihm nicht sagen können, zum Beispiel, und dass Sie dies bedauern. Oder schreiben Sie Ihrem Lehrer aus der Grundschule, dass er Ihnen Unrecht tat, als er Sie vor der Klasse für etwas bestrafte, das Sie nicht getan haben, und dadurch sehr demütigte. Auch wenn es die Betreffenden

Schreiben Sie sich Ihren Kummer von der Seele.

vielleicht nicht mehr erreicht, Sie haben es sich von der Seele geschrieben. Sie haben Ihren Kummer dem Papier übereignet und dort ist er gut aufgehoben. Er belastet Sie nicht mehr. Wenn Sie wollen, können Sie Briefe an Verstorbene auch mit ins Grab legen.

Mitgefühl mit sich selbst

Schreiben, egal in welcher Form, ist bestens dazu geeignet, sich selbst besser zu verstehen, und vor allen Dingen, sich Schwächen und Fehler einzugestehen und diese auch zu verzeihen. Was Therapeuten als Empathie, also das Einfühlen in den Klienten, bezeichnen, können Sie sich auch selbst zuteilwerden lassen. Fühlen Sie in sich hinein. In den zehn Übungen zu Beginn ging es darum, achtsam zu werden, zu lernen, sich selbst und andere genau zu beobachten. Nun führen wir dies weiter aus. Sie wollen verstehen, was Sie in bestimmten Situationen antreibt. Was ist der Motor Ihres Verhaltens?
Nehmen Sie sich einige Ihrer Texte vor, die Sie in den vergangenen Tagen, Wochen, Monaten geschrieben haben und lesen Sie sie noch einmal durch. Nun treten Sie in ein Gespräch mit Ihrem Alter Ego und versuchen durch Nachfragen herauszubekommen, warum Sie genau diesen Text in genau dieser Form an diesem Tag geschrieben haben. Wollten Sie etwas loswerden, das Sie schon lange beschäftigt? Waren Sie so verärgert oder glücklich, dass Sie einfach

etwas schreiben mussten? Stimmt es, dass ein besonderes Ereignis Sie so traurig machte, dass Sie dazu etwas aufgeschrieben haben?

Gefühle beschreiben

Noch mehr können Sie mit sich selbst mitfühlen, also empathisch sein, wenn Sie sich intensiv mit Ihren Gefühlen beschäftigen. Mit dieser Übung lernen Sie, Ihre Gefühle besser zu deuten. Wenn Sie Ihre Gefühle auf eine andere Ebene heben, also in Bildern darzustellen versuchen, werden sie fassbarer. Poetisch betrachtet ist es die Arbeit mit Metaphern.

Beschreiben Sie ein besonders schmerzliches Gefühl oder einen körperlichen Schmerz, den Sie empfunden haben.

Beschreiben Sie ein besonders schönes Gefühl, das Sie empfunden haben.

Umschreiben Sie diese Gefühle mit anschaulichen Bildern. Liebe kann etwa durch einen leuchtenden Schmetterling ausgedrückt werden, Trauer durch eine Blume, die ihre Blüten hängen lässt, Zärtlichkeit ist wie über das samtene Fell einer Katze zu streicheln und Schmerz wird durch ein Messer symbolisiert. Legen Sie eine Liste Ihrer Symbole an.

Und nun schreiben Sie eine Geschichte aus Ihrem Leben, in der Sie versuchen, alle Gefühle und Unbestimmtheiten durch Bilder, Symbole, Metaphern auszudrücken. Auch wenn es etwas länger dauert – am Ende haben Sie jede Stimmung genau beschrieben und wieder ist in Ihrem Leben etwas klarer geworden.

Selbstanalyse Schritt für Schritt

Es kann hilfreich sein, eine Technik der Selbstanalyse zu beherrschen, die schnell und nach einem bestimmten Schema durchgeführt werden kann. Sie können sie immer dann anwenden, wenn Sie das Gefühl haben, „irgendetwas stimmt nicht". Sie haben ein Problem, immer häufiger tritt eine körperliche Störung ohne organische Ursache auf (etwa Bauchschmerzen, Kopfschmerzen, Seh- oder Hörstörungen) oder eine andere Störung, die Sie nicht einordnen können. Beispielsweise, dass Sie in bestimmten Situationen sehr unzufrieden, vielleicht sogar aggressiv werden und eigentlich gar nicht wissen, warum. Sie spüren, dass es tief in Ihrem Inneren rumort, aber den Grund dafür kennen Sie nicht.

Wenden Sie diese Technik immer dann an, wenn Sie das Gefühl haben, dass irgendwas nicht stimmt.

Das lässt sich ändern. Bei einer körperlichen Störung lassen Sie bitte vorher ärztlich abklären, dass sie keine organischen Ursachen hat, die behandelt werden müssen. Dann führen Sie eine schriftliche Selbstanalyse in drei Schritten durch. Übrigens: Auch bei körperlichen Symptomen mit organischen Ursachen kann die Selbstanalyse hilfreich sein, denn oftmals macht sich ein seelisches Problem über körperliche Beschwerden bemerkbar. Und wenn man es lange genug ignoriert, entstehen daraus auch tatsächlich organisch bedingte Erkrankungen.

Wichtig dabei ist: Schreiben Sie das Ergebnis jedes einzelnen Schrittes so genau wie möglich auf. Am besten in ein Buch, das Sie nur für diese Zwecke nutzen. So können Sie auch eine mögliche Entwicklung Ihrer Störung bzw. Ihres Verhaltens erkennen. Schreiben Sie in dieses Buch auch all das, was während Ihrer Selbstanalyse in Ihren Träumen, mit Ihren Gefühlen usw. geschieht.

Schritt 1

Sie erkennen, dass etwas nicht stimmt. Bestimmen Sie genau, was es ist. Haben Sie Angst, sind Sie verärgert, depressiv, fühlen Sie sich über- oder unterfordert, sind Sie nervös, verwirrt, aggressiv? Schreiben Sie es auf. Beschreiben Sie auch genau das jeweilige Gefühl, das zu Ihrer Verstörung gehört.

Schritt 2

Nun forschen Sie nach den Ursachen für Ihren Zustand. Das ist nicht ganz einfach – zugegeben. Doch Sie haben Mittel an der Hand, um damit fertigzuwerden. Schreiben Sie mithilfe eines Clusters auf, welche Ursachen Sie vermuten (siehe dazu „Das Clustering-Verfahren“ im Kapitel „Formen des therapeutischen Schreibens“). In die Mitte des Clusters schreiben Sie die Störung und als Verzweigungen all das, was Ihnen dazu einfällt. Suchen Sie dabei auch bewusst in Ihrer Vergangenheit, bis hinein in die Kindheit Kennen Sie dieses Gefühl, in dem Sie sich gerade befinden, aus anderen Zeiten, anderen Begebenheiten? Können Sie aus den Begriffen Ihres Clusters einen Text schreiben? Er führt Sie dorthin, woher dieses Gefühl kommt bzw. wo es entstanden ist. Wenn sich verursachender und gegenwärtiger Zustand decken und Sie erkennen, wie es zu der Störung gekommen ist, werden Sie einen Umschwung des Gefühls erleben.

Schritt 3

Da Sie nun wissen, welche Umstände Ihren Zustand ausgelöst haben und auch in der Gegenwart noch auslösen, können Sie versuchen, diese Umstände aufzulösen. Nehmen wir an, Sie haben Angst, nicht geliebt zu werden, weil Sie als Kind mit Liebesentzug durch die Mutter rechnen mussten, wenn Sie jemandem einen Streich gespielt haben oder nicht artig waren. Heute jedoch wird Sie keine strenge Mutter mehr wegstoßen, wenn Sie etwas falsch machen. Ganz allein Sie selbst bestrafen sich heute noch, indem Sie sich selbst nicht lieben – und das müssen Sie abstellen. Machen Sie sich das bewusst und denken Sie daran, wenn das Gefühl wieder in Ihnen aufsteigen will. Besser noch: Schreiben Sie es auf. Und machen Sie sich klar, was Sie alles gut und richtig machen in Ihrem Leben, sodass Sie von anderen geliebt werden.

Das therapeutische Tagebuch

Wahrscheinlich fragen Sie sich: Was ist ein therapeutisches Tagebuch? Antwort: Es ist nichts anderes als das, das Sie bisher auch schon geschrieben haben. Das ganz normale Tagebuch, das bereits Kinder anlegen, Teenager weiterführen und im besten Fall Erwachsene beibehalten, wenn sie Lust am Aufschreiben haben. Der therapeutische Aspekt dabei ist einfach: Der Kummer, die Freude, was auch immer, werden auf dem Papier zum Ausdruck gebracht und belasten Sie nicht länger. Das Tagebuch ist Hilfe zur Selbsthilfe, Mittel der Selbsterkenntnis und wichtiger Bestandteil bei der Suche nach dem eigenen Ich mit all seinen Ängsten und Träumen, Fähigkeiten und kreativen Potenzialen. Das Tagebuch ist wie ein guter Freund, dem Sie Ihre intimsten Geheimnisse anvertrauen können, und im Laufe der Zeit führt es Sie auf den richtigen Weg.

Ein Tagebuch ist Hilfe zur Selbsthilfe, Mittel der Selbsterkenntnis und wie ein guter Freund, dem man alles anvertrauen kann.

Beim therapeutischen Tagebuch kommt noch hinzu, dass es regelmäßig geführt werden sollte – nur so kann es seinen therapeutischen Nutzen auch entfalten.

Abend- und Morgenseiten

Schreiben Sie abends vor dem Einschlafen alles auf, was der Tag für Sie gebracht hat. Was haben Sie getan, was versäumt, was ist Ihnen passiert? Welche Menschen haben Sie getroffen, welche Anrufe haben Sie getätigt? Worüber haben Sie sich gefreut, worüber geärgert? Was bereitet Ihnen womöglich jetzt am Ende des Tages immer noch Kopfzerbrechen und droht Ihnen den Schlaf zu rauben? Schreiben Sie es auf. Beim Durchlesen am nächsten Tag wird Ihnen vielleicht spontan eine Lösung einfallen.

Oder schreiben Sie morgens nach dem Aufwachen alles auf, was Ihnen spontan in den Sinn kommt. Was Sie an diesem Tag erledigen wollen, wovor Sie ein bisschen Bammel haben, was Sie einkaufen müssen. Sie können ohne Punkt und Komma schreiben, ganz egal, schreiben Sie und entlasten Sie Ihre Seele damit.

Einige Menschen, die zu Depressionen neigen, haben morgens Schwierigkeiten, frisch in den Tag zu starten, ja überhaupt aufzustehen. Ihnen kann das Aufschreiben helfen, Ängste und Hoffnungslosigkeit in Worte zu fassen und ihnen damit ihre Kraft zu nehmen.

Depressiven Menschen kann das Schreiben am Morgen helfen, befreit in den Tag zu starten.

Ich habe von Fällen gehört, die morgens bis zu zehn Seiten geschrieben haben und sich danach befreit und erlöst fühlten. Mit der Zeit führt das zu einer dauerhaften Verbesserung des Allgemeinzustandes. Darüber hinaus können diese „Morgenseiten“ auch Grundlage für Therapiesitzungen sein.

Es gibt noch viele weitere Themen, die Sie in Ihrem Tagebuch aufgreifen und kommentieren können. Hier ein paar Anregungen:

- Machen Sie sich schriftlich Gedanken über bestimmte wichtige Begriffe wie Schuld, Rache, Freundschaft, Vergebung.
- Danken Sie bestimmten Personen, die Ihr Leben bestimmt haben.
- Danken Sie Personen, die Ihnen den Tag verschönt haben.
- Danken Sie Personen, die Sie lieben oder geliebt haben.
- Listen Sie alle Sehnsüchte und Wünsche auf, die Sie haben.
- Schreiben Sie einen Wunschzettel an eine gute Fee.
- Listen Sie alle Ängste auf, die Sie haben.
- Vergeben Sie jemandem, der Sie verletzt hat.
- Welches Ereignis der Vergangenheit hat Sie sehr traurig gemacht, welcher Verlust hat Sie am meisten getroffen?
- Wann haben Sie zum ersten Mal über Leben und Tod nachgedacht?
- Wann wurden Sie zum ersten Mal mit dem Tod konfrontiert?
- Vergeben Sie sich selbst etwas, das Sie belastet. Eine Tat, für die Sie sich die Schuld geben und nicht wissen, wie Sie sie abtragen können. Vielleicht fällt Ihnen beim Schreiben ein, was Sie als „Sühne“ tun können, um Ihr Gewissen zu entlasen.

- Schreiben Sie die Bedürfnisse auf, die für Sie am wichtigsten sind und die für Sie nicht wichtig sind.
- Schreiben Sie einen Appell gegen oder für etwas, zum Beispiel gegen das Rauchen oder für umweltfreundliches Verhalten.
- Schreiben Sie ein bestimmtes Wort immer wieder, wie ein Mantra. Geeignete Wörter sind Liebe, Kraft, Vertrauen, Stärke, Freude, Glück.
- Wenn Sie ein Zauberer wären, was würden Sie am liebsten tun? Schreiben Sie fünf Dinge auf.
- Listen Sie alle Länder auf, die Sie noch besuchen wollen.
- Wenn Sie reich wären, was würden Sie mit dem Geld tun?
- Wie muss der Mensch aussehen, in den Sie sich verlieben? Welche Eigenschaften muss er auf jeden Fall haben, welche wären schön, aber nicht Voraussetzung? Wie darf er auf keinen Fall sein?
- Schreiben Sie Briefe an Menschen, Politiker, Promis, die Sie verehren.

Diese Liste können Sie beliebig fortsetzen und ergänzen durch was immer Ihnen noch einfällt. Sie wissen ja, Sie können Ihrem Tagebuch alles anvertrauen, es wird Sie nicht verraten und nichts weitersagen. Sinn der Übung ist auch hier, dass Sie sich bewusst werden über das, was in Ihnen vorgeht und was Sie bewegt. Spüren Sie am Ende in sich hinein. Fühlen Sie sich freier?

Spüren Sie in sich hinein. Fühlen Sie sich befreiter?

Das Traumtagebuch

Das Entschlüsseln von Träumen wurde zum ersten Mal von Sigmund Freud angewendet, auch die Erkenntnis, dass Träume für uns wichtige Nachrichten aus dem Unterbewusstsein enthalten, haben wir ihm zu verdanken. Freud meinte, dass alle Bilder, die in unseren Träumen auftauchen, entfremdete Teile unseres Selbst sind, die wir wieder in unser Bewusstsein integrieren müssen. Seit Freud ist die Traumdeutung auch ein bedeutender Teil psychotherapeutischer Behandlungen geworden.

Freud zufolge sind Traumbilder entfremdete Teile unseres Selbst.

Viele Menschen schreiben regelmäßig ihre Träume auf, um nach einiger Zeit ihre individuelle Traumanalyse vorzunehmen und dadurch mehr über sich selbst zu erfahren.

Tatsächlich sind Träume eine gute Möglichkeit der Selbstentdeckung. Wenn Sie es schaffen, die im Traum verwendeten Symbole für sich zu entschlüsseln, dann können Ihre Träume Ihnen helfen, Probleme zu lösen, festgefahrene Verhaltensmuster zu erkennen, zu verstehen und zu ändern, oder sogar neue Perspektiven aufzeigen.

Die Übung lautet also: Schreiben Sie Ihre Träume auf! Nehmen Sie sich für den Anfang einen bestimmten Zeitraum vor, etwa 10 bis 14 Tage. Als Vorbereitung müssen Sie natürlich in der Lage sein, sich an Ihre Träume zu erinnern. Manch einer meint, das könne er nicht, oder er träume gar nicht. Das Erste mag sein, das Zweite stimmt definitiv nicht, denn jeder Mensch träumt, mehrmals sogar in einer Nacht. Und auf das Erinnern können Sie sich programmieren.

Besorgen Sie sich ein Traumtagebuch und einen Stift und platzieren Sie beides in der Nähe Ihres Bettes, sodass Sie es leicht erreichen können. Nun schreiben Sie sich eine Affirmation auf eine Karte: „Ich erinnere mich an meine Träume!" Legen Sie die Karte ebenfalls in Ihre Nähe, unter das Kopfkissen oder auf den Nachttisch. Lesen Sie sie auf jeden Fall vor dem Einschlafen.

Bei jedem Erwachen, ob mitten in der Nacht oder am Morgen, erinnern Sie sich sofort an Ihre Träume. Auch wenn es nur Teile sind, die Ihnen einfallen, schreiben Sie sie sofort ins Traumtagebuch, am besten noch während Sie im Bett liegen. Sicher kommen beim Schreiben noch weitere Erinnerungen, vielleicht auch erst im Laufe des Tages. Wichtig: Schreiben Sie alles, was Ihnen zu Ihren Träumen einfällt, sofort auf. Wenn Ihnen beim Schreiben schon eine Idee kommt, was der Traum Ihnen sagen will, notieren Sie auch das stichwortartig dazu. Das muss aber nicht sein. Manchmal sind Träume während bestimmter Zeiten besonders intensiv. Schreiben Sie zum Beispiel auch auf, was Sie an dem Tag, der dem Traum vorausging, erlebt haben.

Schreiben Sie Ihre Träume und alles, was Ihnen dazu einfällt, sofort auf.

Übrigens hilft diese Prozedur des Aufschreibens auch bei Durchschlafstörungen. Schreiben Sie den Traum auf, wenn

Sie nachts aufwachen, und schlafen Sie danach beruhigt weiter. Wenn etwas anderes Sie wach liegen lässt, schreiben Sie eben das auf. Weitere Anregungen dazu finden Sie im vorherigen Kapitel über das therapeutische Tagebuch. Sie können sich auch auf spezielle Traumsymbole konzentrieren und Ihre Träume auf diese Weise ordnen:

- Schreiben Sie zum Beispiel nur Träume auf, in denen Tiere vorkamen. Dies können Sie noch unterteilen in böse und gute Tiere.
- Schreiben Sie nur Träume auf, in denen Sie fliegen konnten.
- Schreiben Sie alle Träume auf, in denen Wasser vorkam.
- Schreiben Sie Träume auf, in denen Personen vorkamen, die bereits gestorben sind.
- Schreiben Sie Träume auf, in denen Sie noch ein Kind und bei Ihren Eltern waren.
- Schreiben Sie Träume auf, die Ihnen Angst machten, so sehr, dass Sie schreiend aufgewacht sind.
- Wenn Sie es ganz akribisch machen wollen, fertigen Sie eine Liste aller Träume an und wie oft welches Symbol erschien. Forschen Sie in Ihrem Traumtagebuch: Welche Bedeutung hat dieses immer wiederkehrende Symbol für Sie? Eine erste Interpretationshilfe bietet auch das letzte Kapitel dieses Buches, in dem die häufigsten Traumsymbole aufgeführt sind.

Mit dem Traumtagebuch arbeiten

Nach einiger Zeit nehmen Sie Ihr Traumtagebuch wieder zur Hand und lesen die gesammelten Träume. Schnell werden Sie sich wieder erinnern. Fallen Ihnen noch weitere Details zu den Träumen ein? Nun versuchen Sie, Gemeinsamkeiten, Wiederholungen in Ihren Träumen zu erkennen. Schlagen Sie im Kapitel „Deuten Sie Ihre Träume“ oder in einem Traumlexikon nach, was bestimmte Symbole bedeuten. Was sagt Ihnen die Bedeutung in Bezug auf Ihr Leben? Können Sie sie für sich interpretieren? Können Sie einen Zusammenhang zwischen den Erlebnissen am Tag und den nachts auftauchenden Träumen erkennen? Sehen Sie eine Entwicklung in Ihren Träumen, eine Geschichte, die sich fortsetzt, oder ein Gefühl, vielleicht Angst, das immer wieder auftaucht?

Beim Interpretieren Ihrer Träume können Sie im Übrigen auf einige der vorgestellten Schreibtechniken zurückgreifen, wie freie Assoziation, Clustering oder Dialog. Sie können den Traum auch zum Anlass einer eigenen Geschichte nehmen und diese aufschreiben oder Teile des Traums für eine Fantasiereise verwenden. Schreiben Sie den Traum neu, wenn er Ihnen so nicht gefällt, geben Sie ihm einen anderen Anfang oder ein neues Ende. Was fühlen Sie beim Schreiben? Malen Sie Ihre Träume. Malen Sie ein bedeutendes Traumgeschehen oder stellen Sie Ihre Traumsymbole mit

Schreiben Sie Ihren Traum einfach neu, wenn er Ihnen so nicht gefällt!

den für Sie gültigen Definitionen zusammen. Fertigen Sie sich sozusagen ein individuelles Traumlexikon an. Praktisch ist auch, wenn Sie sich dazu Karteikarten anlegen. Das geht übrigens auch ohne Malen.
Und vor allem: Beobachten Sie dabei, was Sie während dieser Zeit der Interpretation und Bearbeitung Ihrer Träume träumen. Auch das wird natürlich aufgeschrieben.

Autobiografisch schreiben

Im Grunde genommen sind alle vorangegangenen Übungen ein Teil des autobiografischen Schreibens. Jede einzelne Übung können Sie anwenden, um in Ihrer Biografie zu forschen und mehr darüber zu erfahren.
Beim autobiografischen Schreiben können Sie ganz in Ihrer Vergangenheit schwelgen. Frei nach den zu Anfang erwähnten Prinzipien von Erinnern, Zusammenfügen und Anwenden haben Sie damit die Möglichkeit, Erinnerungen in Ihr Bewusstsein zu holen, dazu in freier Assoziation Zusammenhänge herzustellen, die Ihnen in den Sinn kommen, und mit den Ergebnissen weiterzuarbeiten. Sie werden staunen, wie viel Verständnis für sich und andere Sie daraus gewinnen können – eine Option auf ein neues Lebensgefühl!

Hier können Sie ganz in Ihrer Vergangenheit schwelgen.

Beginnen Sie in Ihrer Kindheit. Das Erinnern können Sie mit alten Briefen oder Fotos beginnen, die Sie von früher haben. Beschreiben Sie die Fotos, geben Sie mit Ihren Worten wieder, was in den Briefen steht. Schreiben Sie spontan. Sicher werden in Ihnen, wenn Sie einmal beginnen, immer weiterführende Erinnerungen aufsteigen. Um das Ganze ein wenig zu ordnen, können Sie mit den beiden Verfahren Clustering und Mindmapping arbeiten (siehe Kapitel „Formen des therapeutischen Schreibens").

Erinnern Sie sich. Alte Briefe oder Fotos von früher helfen dabei.

Schreiben Sie zum Beispiel das Wort „Ich" in die Mitte solch eines Clusters und drum herum all die Dinge, Menschen, Bücher, Musik, politische und soziale Werte usw., die für Ihre Kindheit und Jugend bedeutsam waren. Dann schreiben Sie zu jedem Begriff auf, was Ihnen dazu einfällt. Ganz wichtig ist dabei, dass Sie immer weitere Fragen stellen. Fragen sind das A und O des therapeutischen Schreibens. Wenn Sie zum Beispiel schreiben, dass Ihre Mutter stets schlecht gelaunt war, fragen Sie, warum. Fragen Sie das Kind in sich, was es denkt, es wird die Antwort wissen. Oder führen Sie einen Dialog mit Ihrer Mutter, indem Sie sich in sie hineinversetzen. Auch durch Meditation, Imagination und Fantasiereisen zu Ihren inneren Kräften können Sie sich Ihrer Vergangenheit annähern.

Stellen Sie immer weitere Fragen – sie sind das A und O des therapeutischen Schreibens.

Beschreiben Sie Menschen aus Ihrer Vergangenheit nach Ihrer Erinnerung. Dann sehen Sie auf einem Foto mit dieser Person nach. Stimmt das Aussehen in Ihrer Erinnerung mit der Wirklichkeit überein? Haben Sie etwas beschönigt beim Erinnern? Gibt es weitere Merkmale dieser Person, die Sie vielleicht ebenfalls falsch erinnern? Wenn es geht, befragen Sie dazu andere Menschen, die diese Person auch kannten. Oder lebt diese Person noch, dann befragen Sie sie, wie sie das Geschehen damals empfand.

Gibt es ein Foto mit Ihnen als Kind und einem Verwandten oder Elternteil darauf? Beschreiben Sie es. Erinnern Sie sich, wie Sie sich an diesem Tag fühlten, zu dem Zeitpunkt, als das Foto gemacht wurde. Vielleicht hat es vorher Ärger gegeben, weil Sie etwas nicht anziehen wollten. Oder Sie wollten sich nicht an die Hand nehmen lassen.

Beschreiben Sie markante Punkte auf Ihrem Lebensweg – Schule, Studium, Auslandsaufenthalte, erste Liebe usw. – und holen Sie sich so die Erinnerung Stück für Stück in die Wirklichkeit. Gibt es alte Tagebücher? Lesen Sie sie und schreiben Sie, was Ihnen spontan dazu einfällt.

Besuchen Sie Orte Ihrer Kindheit. Wie haben sie sich verändert? Beschreiben Sie, was Sie in Erinnerung haben und was Sie heute sehen.

Bei allem, was Sie auch schreiben, ist es wichtig, stets die Verbindung zum Heute, zu Ihrem heutigen Ich herzustellen. Wie haben Sie damals gefühlt? Was fühlen Sie heute? Wie denken Sie über das, was Sie damals fühlten?

Noch ein kleiner Hinweis am Schluss: Alle beschriebenen Übungen können Sie natürlich auch direkt in einem Tagebuch durchführen. Oder die einzelnen Seiten zu einem Tagebuch zusammenführen, wenn Sie zum Beispiel jeden Tag eine Übung versucht oder bestimmte wiederholt haben. Insofern handelt dieses Buch auch insgesamt vom therapeutischen Tagebuchschreiben.

Ich selbst habe ein DIN-A4-Buch, in das ich hineinschreibe und auch Dinge wie Eintrittskarten, Fotos, Malereien, interessante Zeitungsartikel, Buchbesprechungen oder gepresste Blüten klebe. Und natürlich schreibe ich auch meine Kommentare dazu. Wer dies intensiv betreibt und sein Leben lang durchhält, hat irgendwann eine hübsche Sammlung von Tagebüchern, die sein Leben begleitet haben und es wie kein anderer dokumentieren. Das stellt nicht zuletzt auch für die Nachfahren einen unschätzbaren Wert dar.

Wer sein Leben lang Tagebuch schreibt, hat am Ende einen Schatz von unsagbarem Wert.

Schreiben als Therapie bei chronischen körperlichen Krankheiten

Schreiben ist nicht nur ein erfolgreiches Mittel bei psychischen Erkrankungen, sondern kann auch bei körperlichen Erkrankungen die Lebensqualität verbessern. Warum das so ist, möchte ich Ihnen zunächst erklären. Danach bekommen Sie konkrete Anregungen zum Üben.

Menschen, die an chronischen Krankheiten wie Asthma oder Rheuma leiden oder ständig Schmerzen haben, fühlen sich der Krankheit oft hilflos ausgeliefert. Die Schulmediziner sehen bei chronischen Krankheiten häufig keine Heilungschancen mehr, es geht nur noch darum, die richtigen Medikamente in der richtigen Dosierung zu finden und darauf zu achten, dass die Patienten sie regelmäßig einnehmen.

Nun wurde in den USA schon längere Zeit dahingehend geforscht, ob die Schreibtherapie Einfluss auf bestimmte schwerwiegende psychische Erkrankungen hat. Bei traumatisierten Menschen und solchen mit einem posttraumatischen Belastungssyndrom half das Schreiben, das Trauma zu bearbeiten und das traumatisierende Ereignis Schritt für Schritt unter Kontrolle zu bringen. Der Betroffene gelangt aus einer Opferrolle in eine Rolle, bei der er nach und nach den Verlauf der Dinge wieder bestimmen kann. Auf diese Art von Therapie wird hier nicht eingegangen. Sie muss auf jeden Fall in Begleitung eines Psychotherapeuten erfolgen.

Eine weitere Studie der State University of New York ergab jedoch, dass durch das Schreiben auch Menschen mit chronischen körperlichen Erkrankungen geholfen werden kann. Bei Asthmapatienten verbesserte sich das Lungenvolumen, auch Rheumakranke profitierten vom Schreiben. Den Untersuchungen zufolge wird beim Schreiben eine Hirnregion stimuliert, die für die vermehrte Ausschüttung von Kortisol sorgt – ein Hormon, das das Immunsystem anregt und den Körper vor Entzündungen schützt.

Sich schreibend besser fühlen

Aus der Kunsttherapie kennt man die Methode, den Schmerz zu malen, ihm eine Form, eine Farbe zu geben, ihn im Körper zu lokalisieren. Statt sie zu malen, können Sie Ihre Beschwerden beschreiben. Sind Sie Asthma-, Rheuma- oder Schmerzpatient, beschreiben Sie Ihre Krankheit. Geben Sie Ihr eine Gestalt, eine Form und eine Farbe. Ist sie etwa ein roter Ball, ein weißes Haus, ein grüner Baum? Sprechen Sie mit Ihrer Krankheit.

Geben Sie Ihrer Krankheit Gestalt, Form und Farbe.

Spüren Sie in sich hinein. Wo sitzt die Krankheit? Wie fühlt sie sich an? Was bewirkt sie? Was hat die Krankheit in Ihrem Leben verändert? Wie gehen Ihre Mitmenschen mit Ihnen als Krankem um? Schreiben Sie all Ihre Beobachtungen auf. Lesen Sie von Zeit zu Zeit nach, was Sie aufgeschrieben haben. Was empfinden Sie, wenn Sie Ihre Aufzeichnungen lesen? Fragen Sie die Krankheit, warum Sie da ist. Was will sie Ihnen sagen, was will Ihr Körper Ihnen mit diesen Beschwerden mitteilen? Schreiben Sie die Antworten auf.

Fragen Sie Ihre Krankheit, warum sie da ist, was sie Ihnen mitteilen will.

Nun erinnern Sie sich an die Zeit, als Sie noch nicht krank waren. Wie haben Sie sich damals gefühlt? Wahrscheinlich besser, nicht wahr? Spüren Sie dieses Gefühl des Sich-besser-Fühlens. Spüren Sie es so intensiv wie möglich und beschreiben Sie es. Halten Sie das Gefühl fest. Jedes Mal, wenn die Krankheit Sie mutlos macht, die Oberhand zu gewinnen droht. Nehmen Sie sich nun das Blatt zur Hand und lesen Sie, wie es sich besser anfühlt. Lernen Sie so, sich auch mit der Krankheit besser zu fühlen. Vielleicht verliert sie mit der Zeit ihre Bedeutung.

Nur als Hinweis: Es werden immer wieder Fälle bekannt, in denen Menschen von einer chronischen Krankheit geheilt wurden. Doch nicht von außen – die Kraft liegt in Ihnen.

Gegen den Stress anschreiben

Kennen Sie das Gefühl, dass Ihnen der Kopf raucht? Jeder will etwas von Ihnen, die Kollegen, der Chef, die Familie zu Hause. Und Sie haben den Anspruch, es allen recht zu machen, für jeden da zu sein, alle Ihnen übertragenen Arbeiten zur Zufriedenheit auszuführen. Und wenn noch ein bisschen mehr Arbeit dazukommt, ist das auch nicht schlimm. Klar, die übernehmen Sie. Dann Kindergeburtstag, Betriebsausflug, am Wochenende 60. Geburtstagsfeier von Onkel Hans. All das müssen Sie mitmachen – meinen Sie. Nur Ihr Körper macht das nicht alles mit. Er wird zu gegebener Zeit die Notbremse ziehen und Ihnen mit einer Krankheit notgedrungen Ruhe auferlegen, die Sie und Ihr Körper dringend brauchen.

Das beschriebene Phänomen ist Stress, was daraus entstehen kann, das Burn-out-Syndrom. Doch Sie brauchen es nicht so weit kommen zu lassen. Wenn sich die ersten Anzeichen von Stress zeigen – Schlaflosigkeit, Kopfschmerzen, Erschöpfung, Konzentrationsstörungen –, sollten Sie aufmerksam werden und etwas dagegen tun.

Nehmen Sie sich zehn Minuten Zeit und schreiben Sie gegen den Stress an. Schreiben Sie alles auf, was Sie in den vergangenen Tagen getan haben und was Sie für den Rest der Woche noch vorhaben. Was haben Sie für wen getan? Was haben Sie für sich getan? Wie ist das Verhältnis? Warum sind Sie sich selbst so wenig wert? Fragen Sie sich, warum Sie meinen, alle Aufgaben, die Sie übernommen haben, bewältigen zu können bzw. zu müssen. Vielleicht kommen Ihnen beim Schreiben einige Gedanken, Ideen dazu, weshalb Sie das wirklich tun. Möchten Sie möglicherweise damit die Bewunderung, Zuneigung, Freundschaft dieser Menschen gewinnen, die Ihnen fehlt? Und je mehr Sie tun, desto mehr Anerkennung erwarten Sie? Fragen Sie sich das ganz ehrlich in einem Dialog mit sich selbst. Vielleicht gibt es aber auch ganz andere Gründe dafür. Sie werden bestimmt darauf kommen.

Seien Sie ganz ehrlich mit sich: Warum meinen Sie, alles bewältigen zu können?

Schreiben Sie nach dem Clustering-Verfahren (siehe Kapitel „Formen des therapeutischen Schreibens“) alle Stichworte auf, die Ihnen zu Stress in Ihrem Fall einfallen. Das Wort Stress bildet dabei das Wort in der Mitte. Wenn das Cluster fertig ist, schreiben Sie zu jedem der Stressfaktoren, wie er entstanden ist und was Sie dagegen tun können.

Beim Stress kann es sich natürlich auch um Stress vor einer Prüfung oder einem anderen wichtigen Ereignis handeln. Bei Prüfungsstress, ausgelöst durch die Angst zu versagen, kann es auch hier helfen, sich die Anspannung von der Seele zu schreiben und sich selbst positiv zu coachen. Mithilfe einer Fantasiereise (siehe Abschnitt „Fantasiereisen") können Sie sich Unterstützung bei einem Weisen holen, der Ihnen beisteht und Sie sicher durch die Prüfung führt. Schreiben Sie sich positive Affirmationen auf Kärtchen, die Sie sichtbar aufstellen oder mit sich herumtragen. Etwa: „Ich bin gut vorbereitet auf die Prüfung und werde sie bestehen." Oder: „Ich freue mich auf die Prüfung, weil ich sie bestehen werde und dann … mache."

Schreiben Sie sich vor einer Prüfung positive Affirmationen auf.

Stellen Sie sich die Zeit nach der Prüfung vor. Beschreiben Sie, was Sie mit der bestandenen Prüfung anfangen werden. Wie fühlen Sie sich als Prüfling, der bestanden hat? Schreiben Sie das so genau wie möglich auf, lesen Sie es häufig durch und verinnerlichen Sie das Gefühl. Wenn Sie mit dieser Ausstrahlung in die Prüfung gehen, haben Sie schon halb bestanden. Doch ganz ohne Lernen geht's natürlich auch nicht.

Mit dem Gelernten spielen

Wenn Sie dieses Buch durchgearbeitet und vielleicht einige der Übungen gemacht haben, können Sie ausprobieren und ein bisschen mit dem spielen, was Sie gelernt haben. Das dient übrigens auch dazu, schreiben zu lernen. Wenn Sie schriftstellerische Ambitionen haben, können Sie mit allen Techniken arbeiten. Und am Ende tragen Sie Ihre kleinen Kunstwerke zusammen. Hier ein paar Anregungen:

- Schreiben Sie eine kleine Geschichte, vom Blickwinkel eines Gegenstandes aus gesehen oder eines Stofftieres.
- Setzen Sie sich in ein Café und versuchen Sie zu beschreiben, was die Bedienung denkt, die Ihnen den Cappuccino bringt.
- Beschreiben Sie eine völlig irrationale Begebenheit.
- Versetzen Sie sich in eine Pflanze, einen Baum. Wie fühlt sie/er sich, wenn es Frühling wird? Wie im Herbst oder wenn er gefällt wird?
- Versetzen Sie sich in ein beliebiges Haustier. Wie sieht es die Menschen?
- Beschreiben Sie, wie ein Tier sich fühlt, das auf der menschlichen Speisekarte steht und davon weiß.
- Versetzen Sie sich in ein Kind und beschreiben Sie, wie es einem Neugeborenen die Welt erklären würde.
- Beschreiben Sie das Leben auf der Erde vom Standpunkt eines Außerirdischen aus gesehen, zum Beispiel bestimmte Verhaltensweisen, die den Außerirdischen fremd sind.

- Spielen Sie mit Freunden und Bekannten: Alle schreiben über dasselbe Thema oder sollen einschätzen, wie sich einer aus der Gruppe in einer bestimmten Situation verhalten würde. Solche Ergebnisse sind immer sehr interessant und bieten Gesprächsstoff, wenn nicht sogar puren Zündstoff – man kann diese Spiele also nicht mit jedem spielen.
- Spielen Sie dieses Spiel mit Ihrem Partner bzw. Ihrer Partnerin. Was meint er/sie, welche Eigenschaften Sie am meisten an ihm/ihr schätzen?
- Schreiben Sie kleine Gedichte, die Sie einem lieben Menschen widmen.
- Schreiben Sie einen Liedtext für ein Kinderlied oder ein Liebeslied.

Setzen Sie diese Liste beliebig fort. Ich bin sicher, Ihnen wird noch genug einfallen. So mancher Schriftsteller hat auf diese Weise „seinen Stoff“ beim Schreiben entdeckt. Finden Sie Ihren!
Schreiben ist eine spannende Beschäftigung auf dem Weg zu sich selbst. Und man kann eigentlich nur dabei gewinnen.

Bewusst entspannen

Wer entspannt ist, schreibt lockerer und besser. Vor allem, wenn Sie imaginativ oder meditativ arbeiten bzw. schreiben wollen, ist es wichtig, dass Sie ganz relaxed sind. In diesem Kapitel finden Sie einige leichte Lockerungs- und Atemübungen, die Ihnen helfen, zur Ruhe zu kommen.

Natürlich ist schon das Schreiben an sich entspannend. Wenn man einfach drauflosschreibt, stellt sich die Entspannung irgendwann ganz von alleine ein. Ganz besonders gut funktioniert dies, wenn Sie eine Begebenheit beschreiben, bei der Sie sich wohl und entspannt gefühlt haben: etwa die letzte erholsame Urlaubsreise oder ein Wellness-Wochenende mit Massagen usw. Sie werden merken, wie allein der Gedanke daran Sie in die Entspannung führt.

Ich habe es auch schon erlebt, dass die Verbindung von Entspannungsübung und Schreiben danach zu noch tieferer Entspannung geführt hat.

Wenn Sie aber weder eine Entspannungsmethode beherrschen noch beim Schreiben entspannen können, helfen Ihnen die folgenden kleinen, aber effektiven Übungen, zur Ruhe zu kommen.

Progressive Muskelentspannung

Körper, Geist und Seele gehören zusammen und arbeiten Hand in Hand. Geht es einem Teil dieses Trios nicht gut, ist es verletzt oder anderweitig in seiner normalen Funktion gestört, leiden auch die anderen beiden darunter. Der Lateiner sagt dazu: Mens sana in corpore sano – in einem gesunden Körper sitzt ein gesunder Geist.

Für das Schreiben bedeutet das, dass man sich zwar den Stress von der Seele schreiben kann, aber das funktioniert ebenso wie alle anderen Schreibtechniken nur, wenn man sich auch ganz auf das Schreiben einlassen kann. Sitzt man vor dem Buch, dem Blatt oder dem Bildschirm und der Kopf schmerzt, die Augen tränen, die Schultern oder der Bauch schmerzen, weil man falsch und zu lange auf einem Fleck sitzt, dann wird das nichts mit dem Schreiben. Weil nun auch das Hirn bald blockiert, denn es wird nicht gut durchblutet und mit Sauerstoff versorgt, ebenso wie einige Nervenstränge im Kopfbereich. Vielleicht beginnt man sogar zu gähnen und fühlt sich müde. Da hilft nur noch aufstehen, Fenster öffnen, tief durchatmen und Verspannungen lösen.

Versuchen Sie zu lokalisieren, wo die Verspannung sitzt. Oft ist es im Schulter-Nacken-Bereich.

Haben Sie das Gefühl, Sie sind angespannt, dann versuchen Sie den Ort der Anspannung in Ihrem Körper zu lokalisieren. Wo fühlen Sie Schmerzen, Verkrampfungen, Blockaden, eben Span-

nung? Bei Menschen, die eine sitzende Tätigkeit ausüben, sitzt erfahrungsgemäß die größte Verspannung im Schulter-Nacken-Bereich.
Konzentrieren Sie sich auf diese Stelle Ihres Körpers. Und nun versuchen Sie, dort die Muskeln noch mehr anzuspannen, als sie es schon sind. So, wie Sie es aushalten – für einige Sekunden. Und dann entspannen Sie ganz bewusst diese Körperpartie. Spüren Sie dort hinein und erleben Sie, wie die Spannung diesen Bereich Ihres Körpers verlässt.
Die progressive Muskelentspannung ist auch für zwischendurch gut geeignet. Immer mal wieder die Hände zu Fäusten ballen – die Spannung halten – und wieder entspannen. Die Schulter hochziehen – halten – und wieder entspannen.
Wenn Ihnen diese Art der Entspannung zusagt und hilft, können Sie das mit jeder Körperpartie machen, im Sitzen wie im Liegen. Noch besser geht es natürlich unter sachkundiger Anleitung in einem Kurs in progressiver Muskelentspannung. Dort werden die Techniken von Grund auf erklärt und eingeübt.

Atemübungen

Auch mit speziellen Atemübungen kann man sehr schön entspannen bzw. in die Entspannung kommen. Das Schöne an ihnen ist, dass man sie praktisch überall durchführen kann. In Bus, Bahn, Flugzeug (auch und gerade, wenn diese

Verspätung haben und man sich zu ärgern beginnt), im Auto an der Ampel (hier bitte die Augen nicht zu lange schließen), im Büro und natürlich zu Hause. Hier können Sie sich auch hinlegen, das fördert den Entspannungseffekt noch mehr.
Setzen sie sich bequem und mit aufrechtem Oberkörper hin. Die Unterlage sollte weich sein. Schließen Sie die Augen. Atmen Sie einige Atemzüge in Ihrem normalen Atemrhythmus. Atmen Sie durch die Nase und stellen Sie sich nun das Folgende ganz bewusst vor.

Wellenatmung

Spüren Sie ganz genau, wie sich mit dem Ein- und Ausatmen der Bauchraum hebt und wieder senkt. Legen Sie eine Hand auf Ihren Bauch und spüren Sie diese Bewegung. Beim nächsten Atemzug spüren Sie, wie der Atem beim Einatmen den Bauchraum und die untere Lunge, das Zwerchfell, füllt und beide sich anheben. Beim Ausatmen senken sich beide Körperteile wieder. Beim nächsten Atemzug lassen Sie Ihren Atem in den Bauchraum, in die untere und obere Lunge bis unter die Schlüsselbeine fließen. Spüren Sie, wie sich Ihr gesamter Brustraum mit neuer Energie füllt. Beim Ausatmen senken sich Bauchraum, Lunge und oberer Brustbereich wieder. Wenn Sie so einige Male atmen, spüren Sie den Atem wie eine Welle durch Ihren Körper flie-

Wie eine Welle fließt der Atem durch den Körper und bringt neue Kraft und Energie.

ßen. Sie versorgt Sie mit neuer Kraft und Energie. Nebenbei kräftigt sie die Atemorgane, reinigt das Blut, fördert die Verdauung und entspannt ganz wunderbar. Die Wellenatmung lohnt sich auch ganz besonders in stressigen Situationen, um wieder „runterzukommen“.

Positiv-Negativ

Beim Einatmen atmen Sie Sauerstoff ein. Der Sauerstoff enthält positive Energie, die Sie in Ihrem Körper ganz bewusst aufnehmen. Beim Ausatmen geben Sie Kohlendioxid ab. Damit verlässt alle negative Energie Ihren Körper – und mit ihr alle Sorgen.

Neue Energie

Stellen Sie sich vor, Sie sind in einem Wald, an einem klaren Fluss oder einer Quelle. Atmen Sie die klare Luft tief ein, spüren Sie, wie sie sich in Ihrem Körper ausbreitet und jede Zelle mit neuer, frischer Energie versorgt. Dann atmen Sie alle verbrauchte Luft aus.

Stille

Denken Sie bei jeder bewussten Einatmung „Stil-“, bei jeder bewussten Ausatmung „-le“. Atmen Sie einige Minuten nach diesem „Stille“-Muster. Wenn Sie wollen, übernehmen Sie es in Ihren Atemrhythmus. Beobachten Sie, wie Ihre Atmung immer tiefer wird, die Ausatemphasen immer länger werden.

4 – 2 – 8

Atmen Sie durch den geschlossenen Mund. Zählen Sie beim Einatmen in Gedanken vier Sekunden ab: 1 – 2 – 3 – 4, dann halten Sie den Atem für zwei Sekunden an: 1 – 2, dann atmen Sie acht Sekunden lang wieder aus: 1 – 2 – 3 – 4 – 5 – 6 – 7 – 8. Wiederholen Sie diese Übung etwa 10 bis 15 Mal. Dann atmen Sie wieder normal weiter. Sie werden bemerken, dass Ihr Atem nun viel tiefer und gleichmäßiger geht. Diese Atemübung hilft im Übrigen auch bei Einschlafstörungen.

Die Übung kann auch beim Gehen ausgeführt werden, also wenn Sie einkaufen oder mit dem Hund rausgehen. Der Rhythmus kann auch in 3 – 1 – 6 verkürzt werden, wenn Ihnen das angenehmer ist. Atmen Sie jedoch sofort normal weiter, wenn Ihnen während der Übung schwindlig wird.

Ein schöner Duft

Stellen Sie sich einen besonders schönen Duft vor. Vielleicht ist es der Geruch von frischem Waldboden, von salziger Luft am Meer, von einer schönen Blume, frischen Orangen oder kräftiger Pfefferminze. Auch der Geruch von frischem Rosmarin ist sehr entspannend. Stellen Sie sich also einen dieser Gerüche vor und atmen Sie ihn tief ein. Dann atmen Sie wieder tief aus. Atmen Sie in dieser Weise einige Male den schönen entspannenden Duft oder Geruch ein.

Wellenklang

Ebenso können Sie Ihren Atemrhythmus dem Rhythmus der Meereswellen anpassen. Stellen Sie sich vor, Sie sitzen oder liegen am Strand und hören auf den Klang der Wellen. Mit jeder herankommenden Welle atmen Sie ein, mit jeder hinausrollenden Welle atmen Sie wieder aus. Diese Übung finde ich persönlich ganz besonders schön und hilfreich bei Einschlafstörungen. Wenn Sie sich dabei noch vorstellen, dass die Wellen auch all Ihre Sorgen ins weite Meer hinaustragen, werden Sie entspannt einschlafen.

Nachdem Sie eine dieser Atemübungen durchgeführt haben, wird Ihnen das Schreiben sicher ganz leichtfallen. Fangen Sie doch am besten damit an, dass Sie beschreiben, wie Sie die Atemübung empfunden haben und wie Sie gewirkt hat bzw. noch wirkt.

Deuten Sie Ihre Träume

Die Traumdeutung ist heute nicht nur in der Psychologie ein wichtiges Thema – man kann fast sagen, dass sie ein Teil des alltäglichen Lebens geworden ist. In Funk, Fernsehen und den geschriebenen Medien findet man immer häufiger Berichte über Träume und ihre Bedeutung. Und manch einer hat durch seine Träume die Lösung zu seinen Problemen gefunden.

Die häufigsten Traumsymbole

Wenn Sie ein Traumtagebuch führen und sich über die Symbolik der Träume nicht im Klaren sind, hilft ein kleines Nachschlagewerk, das die wichtigsten Traumsymbole und ihre Bedeutung erklärt. Eine erste Orientierung bekommen Sie auch in diesem letzten Kapitel des Buches. Die Erklärungen hier sind bewusst allgemein gehalten, denn jeder muss sie zu seinem eigenen Leben und seinen bisherigen Erfahrungen in Beziehung setzen. Lesen Sie also die allgemeine Erklärung und achten Sie darauf, was Ihnen heute, morgen oder übermorgen dazu einfällt. Denn mehr als Sie vielleicht denken, stehen die Träume in Zusammenhang mit Ihrer jeweiligen Lebensphase.

Menschen

Wenn in den Träumen Menschen auftauchen, können sie zweierlei Bedeutung haben. Einmal stehen sie für die Personen, die sie tatsächlich darstellen. Andererseits können sie auch Anteile des eigenen Selbst symbolisieren. Sie sind dann quasi Spiegelbilder des Selbst. Handelt es sich um **unbekannte Personen** oder Menschen ohne Gesicht, sind es unter Umständen innere Anteile, zu denen Sie noch keinen Zugang gefunden haben, die Ihnen fremd sind, die Sie aber für Ihr Weiterkommen kennenlernen sollten. Sind die Menschen im Traum Ihnen jedoch sehr vertraut, sind es **Freunde**, haben Sie auch ein besonders inniges Verhältnis zu den von ihnen symbolisierten Anteilen. Diese Anteile sind es auch, die Sie pflegen sollten, weil Sie sie brauchen.

Unbekannte Personen sind manchmal innere Anteile, zu denen Sie noch keinen Zugang gefunden haben.

Träumen Sie zum Beispiel davon, dass zwei Menschen miteinander streiten, kann dies bedeuten, dass Sie einen Streit verarbeiten, der tatsächlich stattgefunden hat oder noch ansteht. Es kann sich aber auch um innere Anteile handeln, die in Widerspruch zueinander stehen – ein Streit, der auf der seelischen Ebene ausgefochten wird. Hier sollten Sie in beide Richtungen überlegen, wenn Sie unsicher sind. Dazu hilft es auch, die einzelnen Aspekte, die Ihnen dazu einfallen, in einer Liste zu notieren. Auch mit dem Clustering können Sie hier arbeiten.

Eltern und Geschwister, die im Traum auftauchen, symbolisieren Kindheitserfahrungen – je nachdem gute oder schlechte, Sorglosigkeit oder Angst, Wünsche oder Enttäuschungen.

Vorgesetzte und Autoritätspersonen im Traum können für verinnerlichte Regeln, Normen und Ansprüche stehen, die Sie seit der Kindheit mit sich herumschleppen und die Sie bedrücken. Oder sie thematisieren Ihr tatsächliches Verhältnis zu diesen Personen.

Tiere

Tiere, die im Traum erscheinen, versinnbildlichen die Bedürfnisse, Triebe und Instinkte – sozusagen das Tierische, die ungezähmten oder fehlgeleiteten Energien in uns. Je wilder das Tier im Traum, desto ungezügelter der dahinter stehende Trieb. Je zahmer das Tier, desto mehr wurden die Instinkte eingeengt. Diese Einengung betrifft meist auch die eigene Lebensenergie. Wenn Sie genauer hinsehen, fühlen Sie sich vielleicht tatsächlich müde, kraft- und energielos. Also sollten Sie die Tiere wieder „auswildern", ihnen mehr Freiheit zugestehen.

Weiter deuten Tiere im Traum auf Gefühle hin, die man im täglichen Leben nicht ausleben darf, kann oder will bzw. von denen man schon im Kindesalter gelernt hat, dass man sie nicht ausleben darf. Sie verziehen sich zwar in ihren inneren Käfig, aber ruhiggestellt sind sie damit nicht. Gefühle wie Hass, Wut, Rache, Eifersucht, auch Furcht und

Trauer, die man ständig unter Kontrolle hält, stellen sich im Traum dann als übermächtige wilde Tiere dar, die sich auf uns zu stürzen und uns zu fressen drohen. Hier ist es wichtig, sich der Tiere anzunehmen und genau anzusehen, was sie sagen wollen. Auf wen oder was bezieht sich das Gefühl? Woher kommt es, wie kann es gelöst werden? Sie müssen lernen, auch diese Anteile in sich zu akzeptieren und zuzulassen.

Unterdrückte Gefühle wie Hass, Wut, Eifersucht stellen sich im Traum als übermächtige wilde Tiere dar.

Die Tiere im Traum lassen sich noch genauer klassifizieren:

- **Vögel** allgemein stellen die Verbindung zwischen Himmel und Erde dar, also unsere Verbindung zu einer höheren Ordnung. So wurde die menschliche Seele in vielen Mythen als Vogel dargestellt, der sich zum Himmel erhebt.
- Der **Adler** als König der Vögel stellt den menschlichen Geist dar, Stärke und Macht.
- Die **Taube** verkörpert (neben dem Frieden) die Weisheit der Frauen.
- Die **Raben** gelten gemeinhin als Symbole für die Dunkelheit, die Angst macht. Doch in ihrem mythologischen Sinn sind sie Götterboten.
- Der **Hahn** ist ein Sinnbild der männlichen Sexualität, angriffslustig und aggressiv und im Hühnerhof ein Mann unter vielen Frauen.

- Ein **Schmetterling** im Traum verkörpert das, was er ist: eine hässliche Raupe, die zu einem schönen Falter geworden ist. Etwas in Ihnen scheint sich zum Guten, Schönen zu wandeln.
- Der **Hund** nimmt Witterung auf. Er ist der gehorsame Begleiter des Menschen, der beschützt und mit seinem Spürsinn so manches wittert, bevor man es selbst merkt.
- Die **Katze** lässt sich nicht ganz domestizieren. Ihre Unabhängigkeit steht im Traum für eine weibliche Sexualität, die nicht ausgelebt werden darf oder vor der ein Mann Angst hat.
- Dieses Bild wird in einer **Raubkatze** (Löwe, Tiger) noch verstärkt. Wobei der Löwe als König der Tiere ebenfalls die männliche Potenz darstellen kann. Träumt eine Frau von einer Wildkatze, zeigt sich darin ihr Wunsch oder schon die Tatsache, dass sie zu ihrer Identität und Sexualität steht.
- Ein **Wolf** gibt einem Mann Hinweise auf seine männliche, aggressive Seite. Eine Frau weist er auf die weibliche Kraft und Stärke hin, wie sie von der „Wolfsfrau" symbolisiert wird.
- **Schlangen** tauchen oft in Träumen auf. Sie haben männliche und weibliche Aspekte. Mit ihnen werden sowohl Gefahr, tödliches Gift wie auch heilende Fähigkeiten verbunden. Nicht zu vergessen die Schlange als Verführerin und ihre Listigkeit. Auch kann die Schlange aus ihrer Haut schlüpfen, was so manch einer von uns auch

gerne mal möchte. Spirituell steht sie damit auch für die Wiedergeburt.

- **Spinnen** sind fleißige Tiere mit großen kreativen Fähigkeiten und viel Geschick. Neben der Angst vor diesen Krabbeltieren – die viel mehr Frauen als Männer haben – kann man mit ihnen auch ein Wesen verbinden, das etwas schafft und verwebt: eine Spinnenfrau.
- **Fische** als Wassertiere symbolisieren im Traum die Welt der Gefühle. So wie die Fische sich in ihrem Element, dem Wasser, mit Leichtigkeit und Grazie bewegen, können Sie sich Ihren Gefühlen hingeben. Sie müssen für sich klären, ob der Traum Ihnen sagt, dass bestimmte Gefühlsanteile zu stark ausgelebt werden oder eher umgekehrt.
- Je nach Art des Fisches kann man die Gefühle weiter unterscheiden. So stellen **Delfine** die Sehnsucht nach einer Verbundenheit mit der Natur dar und dem Ausleben der unbeschwerten, kindlich-spielerischen Seite.
- **Hasen** stehen nicht nur in der Wirklichkeit, sondern auch im Traum für Fruchtbarkeit, dies allerdings erst in neuerer Zeit. Früher galt der Hase als Zeichen der göttlichen Dreieinigkeit. Manche sehen im Hasen auch ein Zeichen für Feigheit. Welche Bedeutung er für Sie hat, hängt davon ab, was Sie in einem Hasen sehen.

Bäume und Gärten

Der Baum ist in vielen Mythologien das Symbol für das Leben – der **Lebensbaum**. Seine Wurzeln sind tief in der Erde verankert, seine Krone streckt sich dem Himmel entgegen. Er stellt sozusagen eine Verbindung zwischen der Weite des Himmels und der Fruchtbarkeit der Erde dar. Da er Leben spendet, steht er auch in Verbindung mit dem Mütterlichen. In der germanischen Mythologie kommt die Weltesche als archetypisches Symbol der Urkräfte der Erde vor. Die Lebensesche kennen wir zum Beispiel aus der Sage der Nibelungen. Weitere heilige Bäume sind Eiche und Eibe.

Ein Baum im Traum kann auf zahlreiche Weise gedeutet werden. Zum einen kann es sich um ein Zeichen von Aufbau, Entwicklung, Wachstum und Wiedergeburt (im Sinne von Neuanfang) des Träumenden handeln. Hier muss die jeweilige Situation berücksichtigt werden. Eine weitere Bedeutung kann er als Symbol eines Stammbaumes haben, der sich über mehrere Generationen erstreckt. Dann kann der Traum mit Ihrer Familie zusammenhängen und zum Beispiel auf Ihre Stellung innerhalb der Familie hinweisen.

Die **Art des Baumes** lässt ebenfalls Rückschlüsse auf die Bedeutung im Traum zu. Handelt es sich um einen Obstbaum, der gerade blüht oder Früchte trägt? Ist es ein Nadelbaum, mit oder ohne Nadeln? Ein immergrüner Baum? Welche Teile des Baumes sind im Traum zu sehen: Wurzeln, Krone, Stamm, Blätter? Wie ist der Zustand der einzelnen Äste: stark, dürr, vertrocknet, abgebrochen? All diese Merkmale müssen Sie bei der Deutung berücksichtigen und zu Ihrer derzeitigen Situation in Beziehung setzen. Um sich der Deutung zu nähern, kann es hilfreich sein, wenn Sie den Baum malen oder mithilfe eines Clusters beschreiben. Wenn klar ist, was Sie mit einem Baum verbindet, wird auch die Bedeutung des Traumes klar.

Um ihn zu deuten, können Sie den Baum malen oder mithilfe eines Clusters beschreiben.

Geht man davon aus, dass der Baum ein archetypisches Symbol für die Urkraft ist, könnte ein **Wald** die Gesamtheit dieser Kräfte, also das (kollektive) Unbewusste darstellen. Ein Wald im Traum kann dunkel und unheimlich, geheimnisvoll, wild und undurchdringbar sein oder aber lichtdurchflutet und einladend, ein Ort der Ruhe und Entspannung, in dem man Tiere trifft, Nahrung sucht und beim Spaziergang den weichen Waldboden unter den Füßen spürt. Ist es ein Urwald voller unberührter Natur oder ein kultivierter Wald mit angelegten Wegen und Rastplätzen?

Analog dazu stellt ein **Garten** etwas Kultiviertes dar. Auch wenn er jetzt vielleicht verwildert ist, wurde er einst kultiviert, dann aber nicht mehr gepflegt. Er hat nichts mehr von der undurchdringlichen Wildheit des Waldes, sondern ist Ausdruck der jeweiligen Kultur des Volkes. Aber auch hier finden

Ein Garten kann das Bedürfnis nach Ruhe und Liebe ausdrücken.

Wachstum und Entwicklung statt. In vielen Geschichten ist der Garten der Treffpunkt der Liebenden, auch ein Ort des Rückzugs aus der hektischen Welt. Sie können mit dem Garten im Traum also einerseits Ihr Bedürfnis nach Ruhe und Entspannung, aber auch nach Liebe und Zärtlichkeit ausdrücken.

Verkehrsmittel

Autos sind Fortbewegungsmittel, die anders als Bus, Bahn und Flugzeug individuell eingesetzt und gelenkt werden können. Insofern symbolisiert ein Auto im Traum Ihren individuellen Lebensweg. Wichtig sind Marke und Farbe des Autos. Denn wie im richtigen Leben stellt ein Auto auch im Traum ein Machtsymbol und damit auch ein Symbol männlicher Potenz dar. Fährt es schnell oder langsam, oder gar nicht? Fährt es auf einer Landstraße (individueller Weg) oder der Autobahn (kollektiver Weg)? Ein **Stau** stellt unter Umständen eine Energieblockade dar, bezogen auf Lebens- und/oder Sexualenergie.

Das Auto symbolisiert Ihren individuellen Lebensweg.

Bus und Bahn bewegen sich auf vorgegebenen Wegen bzw. Schienen. Sie symbolisieren von der Gesellschaft festgesetzte Werte und Normen. Wie sehen die Wagen aus? Wer befindet sich noch darin? Wo fahren Sie hin? Wie wollen Sie von außen, also von der Gesellschaft gesehen werden?

Mit dem **Flugzeug** begeben Sie sich in die Lüfte, das heißt, Sie erleben einerseits ein wunderbares Gefühl des Fliegens, andererseits erheben Sie sich aber auch über die übrige Welt – dann kann man das Fliegen als Abgehobensein deuten.

Wer mit dem **Fahrrad** unterwegs ist, strampelt ganz schön. Allerdings kann er hier auch Wege befahren, die für das Auto tabu sind – er ist ganz individuell unterwegs. Der geringschätzige Spruch „Nach oben buckeln, nach unten treten" sollte zumindest als Teil der Traumdeutung auch in Betracht gezogen werden.

Straßen, Wege und Brücken

Diese Symbole kommen sehr häufig in Träumen vor. Denn sie sind die Grundlagen des Unterwegsseins, des Vorwärtskommens, des Beschreitens des eigenen Lebenswegs. Der **Zustand** der Straße bzw. des Weges weist auf Ihren Lebensweg hin. Ist der Weg gerade, ungerade oder kurvig, ansteigend, absteigend, begrünt oder karg, glatt oder mit (Schlag-) Löchern durchsetzt, überschaubar oder unüberschaubar, in schöner Umgebung oder in einer Einöde, befinden sich noch mehr Menschen, Tiere darauf oder nicht? All diese unterschiedlichen Merkmale deuten auf Ihre persönliche Situation hin. Mit welchem Fahrzeug sind Sie unterwegs oder gehen Sie zu Fuß?

Kommen Sie an einer **Straßenkreuzung** an, kann dies darauf hinweisen, dass eine Entscheidung ansteht. Möglicherweise befinden sich auch Straßenschilder und Wegweiser als Orientierungshilfen auf der Straße.

Eine **Brücke** stellt auch im Traum einen Verbindungsweg dar. Und zwar verbindet sie Teile, die bisher getrennt waren. Hier müssen Sie sich sehr genau fragen, welche bisher getrennten Bereiche Ihres Lebens Sie gerne verbinden möchten.

Wasser

Ein ebenfalls häufiges Traumsymbol ist das Wasser. Es gibt zahlreiche Erscheinungsformen: als See, Teich, Bach, Fluss, Meer oder Welle. Auch hier haben wir es mit einem archetypischen Symbol zu tun. Aus dem Meer stammt alles Leben, es steht also auch für die Urmutter und im Traum für die Kindheit. Wasser kann aber auch Leben vernichten. Wasser im Traum drückt die Gefühlswelt des Träumenden aus. Daher ist der **Zustand** des Wassers wichtig für die Deutung. Ist es klar oder trüb, ruhig oder bewegt, schwimmen Sie im Wasser oder befinden Sie sich unter der Wasseroberfläche? Im See findet meist keine eigene Bewegung statt. Der Bach plätschert romantisch dahin, der Fluss hat eine bestimmte Strömung. Das Meer kann ruhig, aber auch aufgewühlt und stürmisch sein. Schwimmen Sie in Ihren Gefühlen, das heißt, bewegen sich sicher darin oder drohen Sie zu ertrinken? Haben Sie gar Angst vor einer übermächtigen (Gefühls-)Welle, die Sie in die Tiefe reißt?

Wasser steht für Gefühle. Bewegen Sie sich sicher darin oder drohen Sie darin zu ertrinken?

Berg

Steht man auf einem Berg, hat man einen guten Überblick und etwas geschafft. Denn man hat einen beschwerlichen Aufstieg hinter sich oder auch noch vor sich, wenn man ihn in der Ferne sieht. Befinden Sie sich im Traum auf dem Weg zu einem Berg, steht möglicherweise die nicht allzu leichte Lösung eines Problems dringend an. Wichtig sind der Zustand des Weges und des Berges. Ein sehr karstiger Berg weist auch auf einen gefährlichen Aufstieg hin.

Luft

Luft als eines der vier Elemente bildet einen allumfassenden und alles verbindenden Bereich der Welt. Sie steht im Traum für die geistigen Aktivitäten. Mit der Luft werden Freiheit und Fliegen verbunden. Die Vögel bewegen sich in ihr. Manch einer träumt vom **Fliegen** und empfindet dabei Freiheit und Abenteuer. Manch einer stürzt beim Fliegen aber auch ab.

Feuer

Feuer gehört ebenfalls zu den Elementen und stellt eine weitere Urkraft und einen Archetypus dar. Mit der Erfindung des Feuers begann die menschliche Kultur. Es bringt Energie, schenkt Licht, Wärme. Doch es hat auch zerstörerische Kraft: Wer sich ihm zu sehr nähert, kann darin verbrennen. Es steht im Traum für

Aus Asche ersteht der Phönix zu neuem Leben.

die psychische Energie. Bedacht eingesetzt, kann sie vieles schaffen, unbedacht eingesetzt, vieles zerstören. In einigen Mythologien wird dem Feuer auch eine reinigende Kraft zugesprochen. Aus der Asche entwickelt sich neues Leben – der Phönix verbrennt, um aus seiner Asche neu zu erstehen.

Tod

Erscheint der Tod im Traum, erschreckt das sehr viele Menschen. Doch es ist halb so schlimm. Er bedeutet hier keineswegs das bevorstehende Ende des Lebens, sondern lediglich eine Erneuerung, Wandlung, einen Neubeginn in einem Bereich. Also sollten Sie genau darauf achten, wer oder was im Traum stirbt. Hier steckt der Ansatz für etwas Neues.

Farben im Traum

Manche Menschen träumen immer nur in Schwarz-Weiß, andere auch in Farbe. Die einzelnen Farben haben unterschiedliche Bedeutungen:

- **Rot** steht für das Herz, die Liebe, den Zorn und das Blut.
- **Blau** ist kühl, sentimental und voller Sehnsucht.
- **Gelb** ist die Lebensfreude, aber auch der Neid. Wie Gold steht es auch für Reife.
- **Grün** ist die Mischung von Blau und Gelb, die Farbe des werdenden Lebens im Frühling. Sie steht für Jugend, Unreife, das Frische.

- **Violett** ist die Mischung aus Blau und Rot. Sie steht für das Bedürfnis nach geistiger Führung und Selbsterkenntnis.
- **Schwarz** ist das Geheimnis, das Unbekannte, das Erdinnere, die dunkle Seite der Seele.
- **Weiß** steht für Unschuld, Reinheit, auch geistige Leere, Neuanfang und Heilung.

Entschlüsseln Sie die Botschaften, die Ihre Träume Ihnen übermitteln – sie können Ihnen helfen, ein bewussteres, erfüllteres Leben zu führen. Genauso wie das therapeutische Schreiben. Ich wünsche Ihnen beim Schreiben viele positive Erfahrungen, die Ihr Leben reicher machen!

Anhang

Weiterführende Adressen

Für Schreibtherapie

Europäische Akademie für psychosoziale Gesundheit EAG
Fritz-Perls-Institut FPI GmbH
Wefelsen 5, 42499 Hückeswagen
Tel. 02192 858-416
E-Mail: info@eag-fpi.de
www.eag-fpi.com

Deutsche Gesellschaft für Poesie- und Bibliotherapie DGPB
Ingrid Daniel
Friedrich-von-Spee-Str. 27, 40489 Düsseldorf
Tel. 0211 17149978
E-Mail: info@dgpb.org
www.dgpb.org

Für kreatives Schreiben

Alice Salomon Hochschule Berlin
Alice-Salomon-Platz 5
12627 Berlin
Tel. 030 99245-0
E-Mail: ash@ash-berlin.eu
www.ash-berlin.eu

Bundesakademie für kulturelle Bildung
Fachbereich Kreatives Schreiben
Postfach 1140
38281 Wolfenbüttel
Tel. 05331 808-411
E-Mail: post@bundesakademie.de
www.bundesakademie.de

Deutsches Literaturinstitut
Universität Leipzig
Wächterstr. 34
04107 Leipzig
Tel. 0341 9730-300
E-Mail: dll@uni-leipzig.de
www.deutsches-literaturinstitut.de

In Österreich

Wiener Institut für Schreibpädagogik und Schreibtherapie
Gerwalt Brandl
Hietzinger Hauptstr. 38 d/20, 1130 Wien
Tel. 0043 222-8267754
Leider gibt es keine E-Mail-Adresse oder eigene Website.

In der Schweiz

Für die Schweiz bietet die Deutsche Gesellschaft für Poesie- und Bibliotherapie dort Kurse an. Infos bei der DGPB (Adresse siehe oben).

Weiterführende Literatur

Heimes, Silke: Kreatives und therapeutisches Schreiben. Ein Arbeitsbuch. Verlag Vandenhoeck & Ruprecht, Göttingen 2008

Lane, Barry: Schreiben heißt sich selbst entdecken. Kreatives Schreiben autobiographischer Texte. Augustus Verlag, Augsburg 1995

Rico, Gabriele L.: Garantiert schreiben lernen. Sprachliche Kreativität methodisch entwickeln – ein Intensivkurs auf der Grundlage der modernen Gehirnforschung. Rowohlt, Reinbek b. Hamburg 1984

Scheidt, Jürgen vom: Kreatives Schreiben. Texte als Wege zu sich selbst und anderen. Allitera Verlag, München 2006

Watzlawick, Paul u. a.: Menschliche Kommunikation. Formen, Störungen, Paradoxien. Verlag Hans Huber, Bern 1985

Werder, Lutz von: Lehrbuch des kreativen Schreibens. Ifk-Verlag, Berlin 1990

Werder, Lutz von: Schreib- und Poesietherapie. Eine Einführung. Beltz, Weinheim 1995

Werder, Lutz von, und Schulte-Steinicke, Barbara: Schreiben von Tag zu Tag. Wie das Tagebuch zum kreativen Begleiter wird. Walter Verlag, Zürich 1998